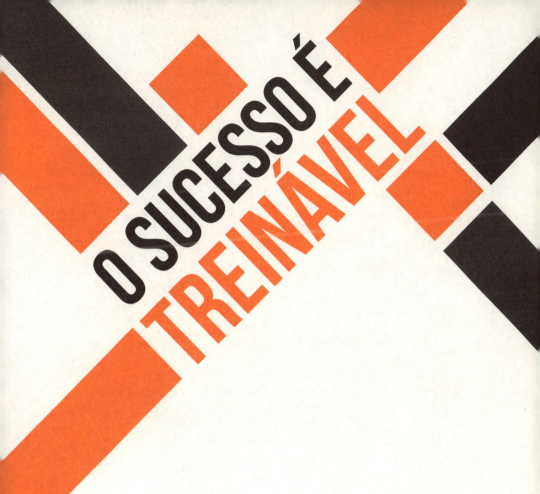

Diretora
Rosely Boschini

Gerente Editorial
Carolina Rocha

Editora Assistente
Franciane Batagin Ribeiro

Controle de Produção
Fábio Esteves

Coordenação de Conteúdo
Tainã Bispo

Coordenação Editorial
Luciana Figueiredo

Preparação
Alessandra Volkert

Projeto Gráfico e Diagramação
Vanessa Lima

Revisão
Carolina Rodrigues

Impressão
Edições Loyola

Copyright © 2020 by Joel Moraes (org.). Alysson Costa, Chaysther Lima, Danielle Martins, Drica Ricci, Fabio Ceschini, Gabi Abaracon, Gabi Archetti, George Jean Papageorgiou, Henrique Eduardo, Jakline Tolentino, Juliana Calil, Larissa Lima, Nelson Lee, Rivo Bühler Jr., Rosi Job, Thaise Ribeiro, Thiago Freitas, Thiago "Panda", Vanessa Goltzman, Verônica Motta
Todos os direitos desta edição são reservados à Editora Gente.
Rua Natingui, 379 – Vila Madalena
São Paulo - SP, CEP 05443-000
Telefone: (11) 3670-2500
Site: http://www.editoragente.com.br
E-mail: gente@editoragente.com.br

Caro leitor,
Queremos saber sua opinião sobre nossos livros.
Após a leitura, curta-nos no facebook/editoragentebr,
siga-nos no Twitter @EditoraGente, no Instagram @editoragente
e visite-nos no site www.editoragente.com.br.
Cadastre-se e contribua com sugestões, criticas ou elogios.
Boa leitura!

Dados Internacionais de Catálogo na Publicação (CIP)
Angélica Ilacqua CRB-8/7057

O sucesso é treinável / organização de Joel Moraes. – São Paulo: Editora Gente, 2020.
    224 p.

Vários autores
ISBN 978-65-5544-015-7

1. Sucesso 2. Sucesso nos negócios I. Moraes, Joel

20-2370   CDD 158.1

Índice para catálogo sistemático:
1. Sucesso

Como a disciplina e a alta performance podem revolucionar todas as áreas da sua vida: carreira, saúde, finanças, relacionamentos e desenvolvimento pessoal

O SUCESSO É TREINÁVEL

JOEL JOTA
ORGANIZADOR

ALYSSON COSTA
CHAYSTHER LIMA
DANIELLE MARTINS
DRICA RICCI
FABIO CESCHINI
GABI ABARACON
GABI ARCHETTI
GEORGE JEAN PAPAGEORGIOU
HENRIQUE EDUARDO
JAKLINE TOLENTINO
JULIANA CALIL
LARISSA LIMA
NELSON LEE
RIVO BÜHLER JR.
ROSI JOB
THAISE RIBEIRO
THIAGO FREITAS
THIAGO "PANDA
VANESSA GOLTZMAN
VERÔNICA MOTTA

Gente
editora

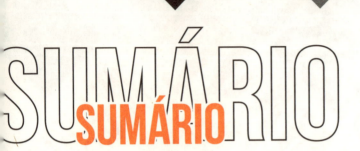

SUMÁRIO

INTRODUÇÃO JOEL JOTA
Bem-vindo à sua jornada rumo ao sucesso 6

CAPÍTULO 1 ALYSSON COSTA
Amplie seus horizontes 10

CAPÍTULO 2 CHAYSTHER LIMA
O sucesso é de quem se arrisca 20

CAPÍTULO 3 DANIELLE MARTINS
O Trio de Habilidades Mestras para o sucesso 30

CAPÍTULO 4 DRICA RICCI
Persista! Você pode tudo, menos desistir 44

CAPÍTULO 5 FABIO CESCHINI
A liberdade de escolha 54

CAPÍTULO 6 GABI ABARACON
Assuma o descontrole da sua vida 66

CAPÍTULO 7 GABI ARCHETTI
Não peça licença para ser você: confiança
e posicionamento geram sucesso 78

CAPÍTULO 8 GEORGE JEAN PAPAGEORGIOU
Não aceite a situação atual. Você pode ter sucesso 90

CAPÍTULO 9 HENRIQUE EDUARDO
Não tenha medo da pessoa que você merece ser 104

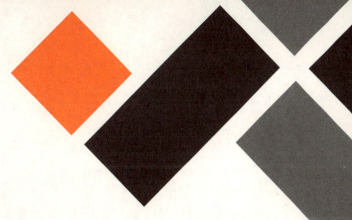

CAPÍTULO 10 JAKLINE TOLENTINO
Você é o único caminho para seu próprio sucesso 116

CAPÍTULO 11 JULIANA CALIL
Uma jornada sem pressa, sem pausa e com harmonia 124

CAPÍTULO 12 LARISSA LIMA
Rumo à faixa preta 132

CAPÍTULO 13 NELSON LEE
Pare de se autossabotar 142

CAPÍTULO 14 RIVO BÜHLER JR.
Empreender com paixão e compaixão 154

CAPÍTULO 15 ROSI JOB
Não tenha medo de ser grande 164

CAPÍTULO 16 THAISE RIBEIRO
Por mais improvável que seja, você pode, **sim**, mudar! 172

CAPÍTULO 17 THIAGO FREITAS
Faça cada passo na terra valer a pena 180

CAPÍTULO 18 THIAGO "PANDA"
Não ao "mimimi" 190

CAPÍTULO 19 VANESSA GOLTZMAN
Passo a passo para o sucesso: treino, rotina e disciplina 198

CAPÍTULO 20 VERÔNICA MOTTA
Viva o presente e treine certo até atingir o sucesso 210

CONCLUSÃO JOEL JOTA
Agora só depende de você: treine e alcance o seu sucesso! 220

INTRODUÇÃO

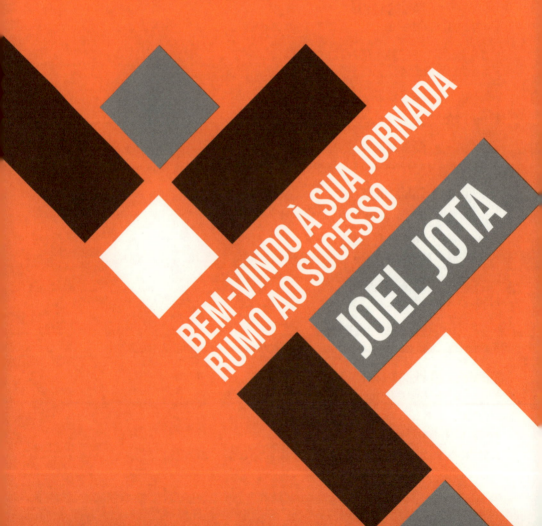

BEM-VINDO À SUA JORNADA RUMO AO SUCESSO

JOEL JOTA

Este livro nasce da certeza de que todos nós, com hábitos, métodos e autoconhecimento adequados, podemos realizar o nosso sonho e sermos bem-sucedidos em nossas vidas. Independentemente da área de atuação, da sua história ou do seu objetivo, você verá que é possível atingir o sucesso, porque **o sucesso é treinável**.

Nem sempre é um caminho fácil, ou rápido, muito menos alegre. Pelo contrário, é demorado; enfrentamos momentos de fracassos, desilusões e tristezas; às vezes erramos a rota ou pensamos em desistir. Tudo isso faz parte da jornada de cada um de nós e não será diferente com você. Mas eu acredito – e tenho comprovado isso por meio da minha própria caminhada e da minha experiência enquanto mentor – que, apesar de todas as dificuldades, o sucesso é possível para todo mundo, desde que você encontre as ferramentas apropriadas para a sua jornada.

Neste projeto, convido você a conhecer vinte mentorados que participam comigo da jornada O Sucesso é Treinável e que, generosamente, concordaram em compartilhar suas histórias. São vinte

O SUCESSO É TREINÁVEL

carreiras, profissões e personalidades diferentes entre si que vão falar sobre seus desafios, dificuldades, fracassos e a luta diária para atingirem o sucesso. Mas o que é o sucesso? Cabe somente a você responder essa pergunta, pois a definição de sucesso é única e particular. E, para começarmos essa caminhada, é preciso ter **clareza** do que queremos e de aonde desejamos chegar. Assim, você conseguirá dar os primeiros passos e construir a consistência e a antifragilidade, ou seja, a capacidade de cair e se reerguer ainda mais fortalecido do que antes, característica tão necessária para a jornada rumo ao sucesso.

Nosso objetivo, com este projeto, é dividir com você os hábitos, as descobertas, o autoconhecimento e a metodologia que cada um dos autores deste livro utilizou para atingir seu sonho. E você pode estar se perguntando: será que existe uma fórmula mágica? A resposta é **não**! Cada um precisa encontrar métodos e rotinas que façam sentido para si e para a sua realidade. Mas posso afirmar com toda a certeza que aqui você encontrará um leque de possibilidades e ideias para expandir o seu horizonte, abrindo novas janelas e entendendo que, se foi possível para cada um dos nossos autores, também é possível para qualquer um. Queremos, assim, incentivar você a realizar seus sonhos e construir sua jornada com paciência, consistência e perseverança.

Este livro estimulará você a ter novas ferramentas e recursos para caminhar em direção ao seu propósito. Como no caso dos autores, esse propósito é tangível, palpável, e agora está eternizado nessas páginas. É um orgulho para cada um que se preparou, se dedicou, tirou a ideia do papel, e, principalmente, um orgulho para mim ao ver tudo isso ancorado a uma certeza: sempre que tiveram dúvidas sobre que caminhos seguir, os autores revisitaram suas histórias, pensaram em melhores escolhas e se orgulharam novamente por tudo o que conquistaram.

INTRODUÇÃO

E aqui gostaria de deixar meu agradecimento especial a todos os autores presentes, pelo compartilhamento, pela paixão e pela dedicação.

Por fim, faço um convite a você, leitor: o sucesso é praticável desde que você melhore um pouco todos os dias. Venha conosco nessa jornada de autodescobrimento para pensar, sentir e agir de maneira diferente. Aproveite ao máximo e coloque em prática o que faz sentido para você. Boa leitura!

INDEPENDENTEMENTE DA ÁREA DE ATUAÇÃO, DA SUA HISTÓRIA OU DO SEU OBJETIVO, VOCÊ VERÁ QUE É POSSÍVEL ATINGIR O SUCESSO.

CAPÍTULO 1

ALYSSON COSTA

Quarto filho de uma família humilde, em que todos tinham que trabalhar para ajudar no sustento da casa, Alysson Costa cresceu sem expectativas de se tornar muito grande. Mas Deus preparou o caminho para que ele trilhasse seus sonhos, e a vontade de vencer do garoto fez com que ele se tornasse jornalista, mentor e pai de dois filhos.

AMPLIE SEUS HORIZONTES

A frase "Sucesso é um estado de espírito" é um grande chavão, repetido como mantra por muita gente. Aliás, muitos que nem atingiram o tal estado de espírito já repetiram essa mesma frase. No livro da minha vida, o sucesso e o fracasso já escreveram algumas linhas e todas elas foram extremamente importantes para a construção de quem eu sou hoje em dia. Parece chavão? É verdade, confesso que sim. Mas tenho convicção de que escrever essa história – as páginas de uma aventura chamada **vida** – me levaram a algumas conclusões sobre o tema **sucesso**.

O cara que trabalha no mesmo emprego há anos, que ganha o mesmo salário, vive pagando contas, sobrevive em uma vida extremamente burocrática e rotineira pode ser considerado um homem de sucesso? Na minha humilde opinião, **sim**.

Você pode até discordar e acreditar que o sucesso está intimamente ligado a muito dinheiro, bens, prosperidade física e mental, uma casa na praia, um carro importado, viagens mensais etc. Está tudo bem, também, se você considera esse tipo de vida, materialmente falando,

O SUCESSO É TREINÁVEL

NO LIVRO DA MINHA VIDA, O SUCESSO E O FRACASSO JÁ ESCREVERAM ALGUMAS LINHAS E TODAS ELAS FORAM EXTREMAMENTE IMPORTANTES PARA A CONSTRUÇÃO DE QUEM EU SOU HOJE EM DIA.

bem-sucedida. O importante é entender que tudo depende da ótica de vida que você mesmo se propôs, decidiu ou se permitiu viver. Para mim, nenhum desses dois perfis de pessoas que citei acima é "bem-sucedido" ou "malsucedido", pois a única pessoa que pode dizer se ele tem sucesso, ou não, é ele mesmo.

Deus nos colocou no mundo com uma missão específica, e cada um tem a sua, independentemente de como decidiu vivê-la e os caminhos que seguiu para conseguir alcançar o que tem hoje. Se é uma vida de prosperidade financeira, liberdade geográfica e de tempo que fazem você vibrar, esse é o seu **sucesso**. Se você prefere o dia a dia regrado da Consolidação das Leis do Trabalho (CLT) ou de um emprego público, com hora de entrada e saída e rotinas específicas, parabéns, esse é o **seu sucesso**.

O maior erro é querer viver a vida do outro. Enxergar a "grama do vizinho mais verde" e não fazer nada para mudar a sua. O que quero dizer é o seguinte: não importa qual é a sua percepção de sucesso e seu projeto de vida, o fundamental é entender que não existe grama "autocortável" ou "autorregável". Se a grama do vizinho está mais bonita que a sua, é porque o vizinho tem se esforçado mais que você, independentemente de qual "sucesso" você quer alcançar. Deixar de viver ou buscar o seu "sucesso" apenas vendo a vida passar sob seus olhos pode levar você a sentimentos extremamente destrutivos e que podem te colocar em um verdadeiro círculo vicioso de derrotas.

A frustração do tempo passando e seus objetivos ficando para trás podem jogar você em um lamaçal de tristezas, que consequentemente vai tirar sua força de vontade, alimentando o processo de procrastinação, que aumenta a carga de insucessos e impulsiona a frustração, e assim por diante.

Para atingir o sucesso, é preciso enxergar além do horizonte que hoje se desenha para você. Mas tome cuidado: se esse horizonte for muito distante, você pode demorar demais para alcançá-lo e acabar afundando no ciclo de derrotas. Criar metas inatingíveis, não sentir o incômodo da busca pelo novo e, especialmente, insistir na falta da vontade e ação para transformar pensamentos em objetivos formam uma combinação extremamente tóxica.

Lembre-se que nosso corpo trabalha como uma máquina perfeita. O cérebro precisa ativar neurotransmissores e nossas ações liberam hormônios na corrente sanguínea que transformam e provocam sensações, sejam boas, sejam ruins. Se você mergulha nesse ciclo de derrotas, você pode parar no que muitos chamam de fundo do poço. Mas, acredite, o que você vai descobrir em momentos assim é que o poço não tem fundo, e a sensação de queda pode ser constante.

Se você não busca as suas realizações, certamente elas **não** virão; agora, se você der apenas um passo para realizá-las, tudo se transforma. Deus age em nosso favor a cada amanhecer, então ajude a graça Dele a ser entregue. Como? **Movimente-se**. Lembra dos hormônios e neurotransmissores? Se você se esforçar, vai conhecer o chamado

O SUCESSO É TREINÁVEL

PARA ATINGIR O SUCESSO, É PRECISO ENXERGAR ALÉM DO HORIZONTE QUE HOJE SE DESENHA PARA VOCÊ.

quarteto de hormônios da felicidade: endorfina, dopamina, serotonina e ocitocina. Eles estão sempre ativos em nosso organismo e, combinados, trazem aquela sensação gostosa que você sente quando está apaixonado. E é nesse momento que você vai começar a transformar o ciclo de derrotas no balé da paixão e das vitórias.

NO CAMINHO DAS MICROVITÓRIAS

Tem uma frase repetida aos quatro ventos que eu decidi transformar dentro de mim mesmo: "**O não eu já tenho**". Depois de uma série de acontecimentos positivos vividos a partir do fim de 2019, entendi que, na verdade, "**O sim, eu já tenho, a minha falta de ação é que pode transformá-lo em não**". Então, vire a página do ostracismo, diminua a distância da paisagem dos seus sonhos, busque microvitórias que vão fazer você caminhar, um constante passo a passo, ininterrupto, mesmo que lento. Continuando a dança do "balé da paixão e das vitórias".

Comecei a entender esse processo ao longo dos últimos dois anos, um período extremamente importante na minha vida. O ano de 2018 foi da reafirmação, de buscar novos horizontes: saí do Rio de Janeiro, onde já tinha uma carreira construída, e me mudei para Goiás, onde resido atualmente. Novo estado, nova cidade, novo emprego, novos desafios e simplesmente **nenhum** amigo ou familiar por perto para buscar apoio.

Tive que primeiro olhar para dentro e entender o que eu tinha guardado, quais recursos e ferramentas eu tinha (já prontos) em mim. Passei os três primeiros meses sozinho, organizando a estrutura para receber a família. Foi um tempo de provação e autoconhecimento, que hoje enxergo como de grande importância para iniciar essa nova caminhada.

Em seguida, já com a presença da família, retomei minha busca por Deus. Converso diariamente com Ele, peço sabedoria, entendo os sinais e faço perguntas e pedidos muito específicos, e Ele tem feito maravilhas por mim. Busquei novas amizades e parceiros. Quebrei a cara com alguns que pareciam extremamente importantes, mas isso me ajudou a entender que posso renovar meus ciclos a cada instante, e que é o tipo de coisa que vai me fazer crescer cada vez mais. Por isso, guarde uma coisa no fundo do seu íntimo: quem vale a pena vai estar sempre ao seu lado; quem não vale pode até se aproximar e tentar se aproveitar, mas quem é de mentira não mantém falsas verdades. Então, apenas espere que no momento certo tudo vai se revelar.

E a vida se transformou de verdade a partir de 29 de setembro de 2019, dia em que conheci o cara que "bugou" meus pensamentos e me fez ressignificar todo o caminho. Joel Jota passou por cima de mim como um trator em uma palestra, me mostrou que "verdades absolutas" criadas por mim mesmo estavam servindo apenas como bengalas para minha falta de realização, me mostrou que o mais importante não é ser amado, e sim ser respeitado, que cada pequena vitória vale a pena e que a construção da minha estrada para o sucesso tem que ser feita centímetro a centímetro. Quem vai trilhá-la comigo será somente quem "**realmente importa**".

O SUCESSO É TREINÁVEL

CRIANDO A TRILHA DE SUCESSO DA SUA VIDA

Criar a "trilha do sucesso" da sua vida é extremamente importante, mas para isso é preciso estabelecer alguns métodos que vão encurtar o caminho e fazer com que você reabasteça o tanque do quarteto de hormônios da felicidade. Lembra deles? Endorfina, dopamina, serotonina e ocitocina

1. Tenha **fé** e peça a ajuda de Deus. Ele é o único que conhece seu propósito de vida, antes mesmo de você nascer, então coloque-O à frente de sua vida, crie intimidade com Ele e saiba ouvir seus desígnios. Isso pode tirar você de grandes enrascadas e transformar o seu sonho em realidade.

2. Descubra qual é o seu ponto de chegada. Lewis Carroll, autor do clássico *Alice no País das Maravilhas*, criou uma frase que exemplifica o primeiro passo. Em dado momento do livro, Alice pergunta ao gato: "Você pode me dizer qual caminho devo tomar? Eu não sei para onde ir!" E o gato responde com a célebre frase: "**Se você não sabe para onde ir, qualquer caminho serve**". Aprenda com o gato Cheshire e, antes de qualquer coisa, saiba para onde você quer ir. Se sucesso para você for o trabalho público, com estabilidade, hora de entrada e saída e salário fixo na conta no início do mês, tudo bem. O importante é que, enxergando o objetivo, será possível traçar o caminho.

3. Crie bons hábitos para seu corpo e sua mente. Se o corpo não está bem, a mente não funciona e, se a mente não funciona, o corpo tende a piorar, e mais um círculo vicioso de derrotas se forma. Boa alimentação, sono regrado, leitura, aprendizado constante, exercícios físicos, prática da fé e ação vão te levar a dançar o "balé da paixão e das vitórias".

4. Estude casos de pessoas que atingiram objetivos próximos ao seu. Se alguém já chegou ao seu objetivo, certamente pode te ajudar a encurtar o caminho.

5. Leia livros interessantes, assista a documentários, procure filmes que motivem você a buscar a conquista de pequenas vitórias e objetivos. Conhecimento não ocupa espaço, e, quanto mais você aprender e se motivar, melhor.
6. Busque o apoio da família. Sua família é seu maior bem, e sem ela nada vai acontecer. Mostre a eles a importância de caminharem com você.
7. Avalie seu círculo de amizades. O empreendedor e palestrante norte-americano Jim Rohn[1] afirmava em seus treinamentos que você é a média das cinco pessoas com quem mais convive. Enumere essas pessoas e veja se elas contribuem com a busca do seu sucesso; caso não, mude seu círculo, sente em uma mesa que te faça crescer, e não que te diminua.

A IMPORTÂNCIA DOS MINI-HÁBITOS

A partir daí criei alguns mini-hábitos que mudaram toda minha vida e me aproximaram dos meus objetivos. Vou compartilhá-los com você:

1. Coloquei Deus à frente de cada passo, pois acredito que é Ele quem guia meus caminhos e me molda como barro, que sou, para que seja um instrumento da missão que Ele me designou a cumprir na terra.
2. Busquei apoio da minha família e fiz acordos incondicionais com eles, mostrando meus objetivos claros, explicando o tempo e o prazo que precisaria ficar mais ausente, pedindo o auxílio a cada momento e comemorando cada vitória juntos.
3. Aprimorei meus estudos e eliminei as distrações. Buscar os livros certos para cada momento e objetivo me trouxe clareza e acelerou a passagem pela curva do aprendizado. Eliminar as distrações me fez

---

[1] Fonte: https://www.youtube.com/watch?v=IPYzLfWuyol. Acesso em 06/06/2020. (N. do A.)

ganhar tempo, deixar de lado o que não me engrandecia e ao mesmo tempo aprimorar a minha mira no objetivo central.

4. Estudei e entendi quantas horas de sono eu **realmente** precisava. Entre quatro horas e meia e cinco horas são mais que suficientes para mim. Com isso, durmo bem e acordo disposto a recomeçar. **Entenda**, não estou dizendo se é bom ou ruim em regras gerais, estou dizendo que **para mim** é o suficiente.

5. Com o tempo de sono ideal definido, alterei os horários para aumentar as minhas horas produtivas do dia útil. Era muito comum, para mim, dormir entre duas e três da manhã e acordar depois das oito. Mas é fato que depois das dez ou onze da noite eu não produzia nenhuma vírgula a mais. Então, entendi que se eu mudasse essa janela, dormindo no máximo meia-noite e acordando às cinco da manhã, eu ganharia pelo menos duas horas **produtivas** no dia. Entenda, não mudei a quantidade de sono, eu apenas arrastei a janela de tempo em que fico acordado para conseguir produzir mais.

6. Comecei a listar as tarefas que tenho que fazer no dia a dia e organizá-las em tempos de foco total. O famoso **To Do List** (lista de afazeres, em inglês), aliado à **Técnica Pomodoro**, que é um aclamado sistema de gestão de tempo, transformou o meu nível de produtividade de forma **absurda**. Resolvo tudo de forma mais organizada, rápida, focada e extremamente produtiva.

7. Aprendi que o que importa é ser **respeitado** e não ser **amado**, e simplesmente **eliminei** os aproveitadores e/ou oportunistas da minha vida. Tirando o peso excessivo, ganhei velocidade extrema.

8. Coloquei ação e energia **massivas** na busca pelo objetivo central. Se eu sei para onde quero ir, consigo escolher o melhor caminho. Obrigado, Lewis Carroll.

DEPOIS DA TEMPESTADE, A BONANÇA

Toda melhora na rotina do meu dia a dia, na gestão do tempo, no aumento da produtividade e no foco em meus propósitos me ensinou a dançar "o balé da paixão e das vitórias", e consequentemente me fez e faz viver muito mais feliz. Vejo que essa mudança eu devo, claramente, a quatro fatores.

Primeiro, a Deus, que me permitiu ser jogado em várias fogueiras para que eu fosse forjado na força do trabalho e da fé e pudesse agora estar aqui transmitindo um pouco do meu caminho.

Segundo, à minha **família**, que me apoiou, me entendeu e segue comigo na escrita do meu livro da vida. Sem eles, nada seria possível e nem teria razão.

Terceiro, ao meu **mentor, professor e amigo Joel Jota**, que primeiro me atropelou e me destruiu para depois começar a me reconstruir. Ele acreditou em mim, me apontou falhas e deslizes, aprimorou minha mira a laser e me deu a oportunidade de mostrar ao mundo quem eu **realmente** sou.

E, quarto, ao fato de eu ter entendido e acreditado naquela pequena voz dentro de mim que sempre gritou "**Você pode mais!**", e que durante muitos anos eu ignorei e anulei.

A Deus, toda honra e toda glória.
À minha família, o amor e a dedicação.
E a Joel Jota e Lalas Cieslak, a admiração, o respeito e a gratidão eterna.

Vocês mudaram minha vida e me ensinaram que **o sucesso é realmente treinável**.

CAPÍTULO 2

CHAYSTHER LIMA

Chaysther Lima, nasceu em Goiânia, em 26 de abril de 1994. É formado em Educação Física e pós-graduado em Movimento Humano pela Universidade Estadual de Goiás (UEG). Atualmente, é empreendedor e dedica seu tempo a ensinar jovens a empreender.

O SUCESSO É DE QUEM SE ARRISCA

Desde criança, sempre sonhei em ser uma pessoa famosa e de muito sucesso. Nessa busca para concretizar o meu sonho, já realizei diversas atividades, mas, sempre que elas começavam a dar errado, eu desistia e excluía aquilo da minha vida. Por diversas vezes, julguei-me incapaz, mas, hoje, descobri que eu precisava de mais tentativas para fazer dar certo. Infelizmente, isso se repetiu por inúmeras vezes em épocas diferentes: quando queria ser jogador de futebol, quando quis aprender a tocar violão, cantar, dançar, ser ator e em tantas outras atividades.

Com o passar dos anos, comecei a estudar e a me espelhar em pessoas de sucesso e avaliar seus comportamentos e suas habilidades. Então, logo percebi algo que me faltava e que nunca me foi ensinado: método. A ausência de método me impediu de ser mais eficiente e entender os processos para alcançar meus sonhos. Percebi que, para construir minha jornada, eu precisava implementar ferramentas que me ajudariam a ter mais disciplina, consistência, persistência e foco, pois, sem esses elementos, não seria possível alcançar nada.

O SUCESSO É TREINÁVEL

PERCEBI QUE, PARA CONSTRUIR MINHA JORNADA, EU PRECISAVA IMPLEMENTAR FERRAMENTAS QUE ME AJUDARIAM A TER MAIS DISCIPLINA, CONSISTÊNCIA, PERSISTÊNCIA E FOCO.

Comecei a buscar e a estudar ferramentas e a aplicá-las no meu dia a dia, e, aos poucos, fui analisando quais seriam mais eficientes para criar meu próprio método. Então, comecei a notar uma boa evolução em meu foco e uma melhora na minha disciplina. Mesmo assim, ainda estava longe de alcançar meus objetivos. Essa distância se dava porque havia diversos projetos e planos, os quais me tiravam do foco principal (que chamo de Plano A), pois, sempre que algo dava errado, eu recorria a outros planos e isso me afastava, cada vez mais, do que realmente importava.

Avaliei o que era mais importante para mim e visualizei o pior cenário, caso tudo desse errado: morar com meus pais e ser sustentado por eles por tempo indeterminado, até me reerguer. Notei que isso era cômodo, então resolvi arriscar e focar somente no meu Plano A.

Definitivamente, coloquei-o em prática. Comecei a usar minhas redes sociais e plataformas educativas para ensinar jovens a empreenderem em suas vidas e nos negócios, pois empreender é algo que sempre fiz desde criança. Comecei a realizar workshops, reuniões e mentorias. Considero-me uma pessoa de sorte, pois, desde o início, tive muito apoio da minha família para realizar esse projeto. Mas claro que não poderia deixar de ressaltar que muitas pessoas me chamaram de louco por abandonar tudo que já havia construído. Nunca dei moral, uma vez que estava certo de que havia tomado a melhor decisão porque o que estava em jogo eram meus sonhos e objetivos e somente eu poderia realizá-los. Passei a destacar meus pontos fortes, como determinação, integridade, carisma, prestatividade e usar meu talento para seguir em frente.

Quando decidi realizar a minha transição de carreira, precisei alinhar muitos pontos para esse movimento acontecer de maneira definitiva. Eu já não estava mais feliz com as atividades exercidas e me dispus a criar uma nova jornada profissional. Porém, para isso acontecer, precisei me conhecer melhor, avaliar meus pontos fortes e fracos e minhas habilidades, a fim de decidir qual caminho seguir. Ao decidir cessar meu empreendedorismo na área *fitness*, abri mão da minha parte na empresa, que prestava serviços personalizados de *personal trainer* em domicílio. Além disso, dispensei minha carteira cheia de clientes e minha plataforma on-line de treinamento físico, que me davam estabilidade financeira e profissional. Embora, para as pessoas ao meu redor, isso parecesse uma loucura, acreditei que estava fazendo a coisa certa, visto que não me sentia realizado.

Nas primeiras tentativas de colocar o projeto em ação, notei que precisava ajustar alguns pontos: ter uma comunicação mais assertiva, posicionamento corporal e execução dos processos e ferramentas de marketing adequados. Resumindo, precisava alinhar muita coisa, mas a questão é que tudo isso só pode ser observado após a execução. Iniciei os ajustes em cada um desses pontos, aparando as arestas, mas sem parar o meu projeto, que continuou rodando e sendo aperfeiçoado no decorrer do processo. Hoje, realizando de maneira mais rápida e periódica essas avaliações, aprendi que, quanto mais cedo uma falha for corrigida, maior será a possibilidade de economizar tempo e até mesmo dinheiro para que o processo seja eficiente e lucrativo.

Quando tomei a decisão definitiva, eliminei todos os outros planos e, dessa forma, obtive resultados muito além da média, passando a me destacar e alcançar meu verdadeiro objetivo.

Outra mudança importante foi parar de me importar com o passado e com o futuro e começar a me importar com o aqui e o agora, permitindo-me estar completamente presente em tudo o que faço. Isso possibilitou observar meu negócio de maneira minuciosa e direcionar atenção a variáveis que antes passavam despercebidas.

Há outros elementos importantes nessa jornada também, como criar uma rotina e mantê-la. Você precisa criar uma rotina que seja adequada ao seu perfil e à sua atividade. Para mim, funciona da seguinte forma: um dia antes, organizo a lista de tarefas a serem realizadas no dia seguinte, separo-as em fixas e variáveis. Nas fixas, coloco tudo aquilo que faço de maneira repetitiva todos os dias; e, nas variáveis, tudo o que tenho que realizar no dia atual. Depois, aplico a Matriz de Eisenhower, que ajuda a separá-las por urgência e importância. Com isso, consigo organizar meu dia, melhorar minha produtividade e atingir resultados melhores e mais eficazes.

Há outras atividades que faço cotidianamente. Ao acordar, por exemplo, pratico alongamentos, pois ajudam a ativar o corpo e a me deixar pronto para as tarefas diárias; e leio frases motivacionais escritas em um quadro que fica em meu quarto, pois elas ajudam a reforçar meus desejos e a manter a persistência. Durante o dia, reservo um tempo para meditar, algo que, além de proporcionar uma calma mental, aumenta a concentração e o foco. Também levo muito a sério os exercícios físicos, que trazem muitos benefícios fisiológicos e melhoram meu desempenho e produtividade profissional.

O tempo reservado para a leitura é obrigatório na minha rotina, pois é por meio desse hábito que adquiro conhecimento, melhoro minhas habilidades, o poder de síntese, a comunicação, o desenvolvimento de raciocínio lógico, o aumento da minha criatividade e ainda instigo meu senso crítico.

Além disso, tenho uma rotina na qual ensino, todos os dias, a pelo menos uma pessoa, algo que aprendi no dia. Às vezes, pessoas do meu convívio social, das redes sociais ou de outro canal de comunicação. Isso acontece porque sei que assim consigo aprimorar meu aprendizado, desenvolver minha habilidade didática, com o objetivo de expor meu conhecimento melhorando diretamente minha comunicação.

É essa rotina que faz com que meu trabalho, momento que me exige estar em alta performance, seja melhor a cada dia e alcance resultados extraordinários.

QUANTO MAIS CEDO UMA FALHA FOR CORRIGIDA, MAIOR SERÁ A POSSIBILIDADE DE ECONOMIZAR TEMPO E ATÉ MESMO DINHEIRO PARA QUE O PROCESSO SEJA EFICIENTE E LUCRATIVO.

O SUCESSO É TREINÁVEL

SE VOCÊ REALMENTE QUER SER BOM NAQUILO QUE FAZ, É PRECISO SE DEDICAR, TRABALHAR DE MANEIRA INTELIGENTE E EFICIENTE.

Durante a jornada em busca da realização de nossos sonhos, deparamo-nos com diversos obstáculos, medos e incertezas. Os nossos medos se tornam os maiores vilões na busca pelo sucesso pessoal e profissional, e, muitas vezes, nos tornamos escravos deles. Esse tipo de comportamento nos afasta de nossos objetivos e sonhos.

Colocar em prática seu projeto é um grande desafio. É um momento de se arriscar e de se expor, ficando propenso a fracassar, errar e ser julgado. Nem todos estão preparados, mas é importante entender o quão ricas são essas experiências para o processo de desenvolvimento. Elas nos tornam mais fortes, nos ajudam a crescer, nos modelam para sermos melhores, nos aproximando cada vez mais de nossos sonhos e objetivos.

Se você realmente quer ser bom naquilo que faz, é preciso se dedicar, trabalhar de maneira inteligente e eficiente, explorando seus pontos fortes. É necessário compreender que haverá dias em que você precisará abrir mão de momentos prazerosos, como, por exemplo, estar com a família, viajar e ir a festas, a fim de se dedicar ao seu projeto. É preciso, portanto, eliminar as distrações e tudo o que o que pode fragilizar você, direcionar suas ações para o que realmente importa, com disciplina, constância e foco. Não ter outro plano para a sua vida que não seja o "**o sucesso**".

Há alguns passos que segui e funcionaram para alcançar meus objetivos e acredito que o ajudará também. São eles:

1º PASSO: AUTOCONHECIMENTO

Esse precisa ser o primeiro passo para iniciar a sua jornada rumo ao sucesso, seja ele pessoal, seja ele profissional. Conhecer a si mesmo é imprescindível para nortear a sua caminhada, entender e identificar suas habilidades, seu talento, encontrar seus pontos fortes e fortalecê-los ainda mais e saber quais são seus pontos fracos e minimizá-los. Dessa forma, você vai poder usar todo seu potencial a seu favor e gerar o máximo de resultado.

2º PASSO: TREINAMENTO

Depois de se descobrir, entender quais são as suas habilidades, seu talento e seus pontos fortes, você precisa aperfeiçoá-los por meio de treinos e repetições, buscando potencializá-los. Esses aspectos o deixarão cada vez mais forte e confiante.

3º PASSO: APLICAÇÃO

Depois de treinar, é necessário colocar suas habilidades, seu talento e seus pontos fortes em ação, pois por meio da prática é que podemos avaliar como estão essas nossas características.

4º PASSO: AVALIAÇÃO

Após a aplicação, é preciso sempre avaliar e realizar as correções necessárias quanto aos pontos positivos e negativos do processo, analisando a sua execução, reorganizando as estruturas, mantendo os acertos e extinguindo os erros.

5º PASSO: REAPLICAÇÃO

Após identificar os pontos falhos, é preciso mais treino, mais dedicação para aperfeiçoar e fortalecer essas áreas ainda fragilizadas. Sempre que possível, é importante repetir todos os passos. Desse modo, será possível aprimorar as suas habilidades e melhorar seus resultados, aumentando a eficiência das suas ações.

Não se esqueça de que o sucesso é treino: nascemos sem saber nos comunicar e nos transportar de um lado para outro. Com o passar do tempo, mudamos a perspectiva de mundo ao nosso redor e aprendemos, avaliando expressões, estímulos e movimentos. Dessa maneira, reproduzimos muito do que vemos no mundo a nossa volta e o que se coloca à prova todos os dias. Agora, imagine uma criança aprendendo a se locomover. Primeiro, ela aprende a se arrastar, sem muita destreza. Com o tempo, passa a engatinhar e, consequentemente, vai melhorando seus resultados. Depois, equilibra-se em pé com a ajuda de alguns objetos ao redor e, por fim, começa a andar.

TENHA FOCO NO TREINO. AS REPETIÇÕES PROPORCIONARÃO UM AUMENTO DA PERFORMANCE, E, COM ISSO, VOCÊ FICARÁ MAIS FORTE E RESISTENTE.

Ao analisar esse processo, percebemos que o caminho para o sucesso se assemelha muito à evolução dos bebês: cheio de observações, experimentações, exploração do mundo ao redor, quedas, fracassos, erros e acertos. Todavia, para que esse ensinamento aconteça, precisamos arriscar e colocar em prática nossas habilidades. Por isso, tenha foco no treino. As repetições proporcionarão um aumento da performance, e, com isso, você ficará mais forte e resistente para enfrentar os desafios que existirão no caminho do sucesso. Persista e você conseguirá!

CAPÍTULO 3

DANIELLE MARTINS

Danielle Martins tem uma trajetória de altíssima performance em comunicação e vendas e é destaque em uma das maiores multinacionais do mundo. É casada, mãe e está totalmente comprometida em ajudar você a ter resultados incríveis em seus negócios.

O TRIO DE HABILIDADES MESTRAS PARA O SUCESSO

Honro e respeito o tempo que você está dedicando à leitura destas próximas páginas, por isso decidi compartilhar algo realmente transformador. Decidi escrever sobre alguns momentos, fracassos, vitórias e aprendizados que tive ao longo da minha trajetória, que, tenho certeza, trarão reflexões profundas, respostas claras e até resultados melhores, se você decidir aplicar o conteúdo deste capítulo na sua vida e nos seus negócios.

Nasci em 26 de junho de 1986. Minha família era financeiramente pobre, os recursos eram escassos e vivíamos de maneira simples, mas eu tinha a sensação de que não nos faltava nada. Tínhamos amor, valores claros e uma boa estrutura emocional.

Aos 9 anos, meu pai me ensinou quem era Deus, o quanto Ele me amava e o quanto uma vida construída ao lado d'Ele seria mais sólida, mais feliz e traria mais esperança. Então, decidi que Deus seria meu amigo e faria parte da minha vida. Eu era apenas uma criança e não tinha real dimensão do que aquilo significava, mas o tempo foi passando e entendi quão valiosa tinha sido aquela decisão e o quanto caminhar ao lado d'Ele me trouxe realmente mais esperança, felicidade e solidez de alma.

Fui uma adolescente corajosa e decidida, que se achava capaz de escolher o amor da vida aos quinze anos e aconselhar pessoas mais velhas sobre o que fazer em situações difíceis. Nas férias escolares, eu vendia revistas infantis de colorir nos bairros comerciais de São Paulo. Era a minha forma de ganhar dinheiro, comprar algumas coisas para mim e também ajudar meus pais. Não importava se o dia estivesse ensolarado ou chuvoso, lá estava eu focada em vender minhas revistas de colorir. Foi só aos 19 anos que consegui reconhecer minhas habilidades com comunicação e vendas e decidi construir uma carreira comercial.

Casei-me aos 22 anos e aos 26 tive que tomar uma das decisões mais difíceis da vida: sair de uma sociedade numa empresa em que estava havia seis anos, com estabilidade e boas perspectivas futuras, trancar o último ano de faculdade de Administração e aceitar o desafio de vender seguro de vida em uma das maiores multinacionais do mundo. Vislumbrei uma oportunidade enorme de crescimento profissional, mas tinha dúvidas se deveria abrir mão daquilo que eu já havia construído para começar uma nova carreira. Foi uma decisão realmente difícil, mas, profissionalmente, foi a mais transformadora que eu poderia ter tomado. Quero dedicar alguns parágrafos mais à frente para dizer a você o que aconteceu após eu ter tomado essa decisão.

Aos 32 anos, tornei-me mãe. A Julia nasceu e não sei descrever em palavras o que é essa experiência. Sem dúvida a mais intensa, profunda e incrível que já vivi. É um amor inimaginável e que não para de crescer nunca; realmente não sei como isso é possível. Neste ano de 2020, faço doze anos de casada com o Daniel, aquele meu namorado dos quinze anos de idade e que, ao longo de toda essa trajetória, foi e permanece sendo meu melhor parceiro e maior torcedor. Por falar em trajetória, a minha teve alguns fracassos e frustrações que me ensinaram algo definitivamente profundo sobre o verdadeiro sucesso.

O VERDADEIRO SUCESSO

Existe um sucesso que antecede aquele que fica evidente para o mundo: é o sucesso que acontece dentro de nós. Sabe quando ao longo da jornada passamos por momentos de fragilidade, dor e insegurança? Momentos em que questionamos nossa identidade, nossa capacidade e nosso merecimento? Pois bem, eles não servem apenas para evidenciar nossas fraquezas, mas cada reflexão, aprendizado e atitude que temos de vencer revela nossas maiores forças, traz mais clareza sobre quem somos e nos reconstrói melhores e mais fortes. Logo, não me restam dúvidas de que nosso verdadeiro sucesso está em quem nos tornamos ao longo da jornada.

Quando aceitei o desafio de vender seguro naquela grande multinacional, achei, sinceramente, que dominava a arte de vender, mas, após seis meses de trabalho, passei pelo maior fracasso profissional da minha vida. Não consegui cumprir uma meta superimportante que havia me comprometido a realizar. Foram semanas tentando vender sem nenhum sucesso – nem uma única venda sequer. Conversava com os clientes, mas as negociações não evoluíam, eles não retornavam, não me indicavam para os amigos, e eu não conseguia entender ao certo o que estava acontecendo. Passei a questionar se tinha realmente habilidade para vendas. Senti-me frustrada e incompetente. Com que cara dali para a frente eu olharia para meus líderes que apostaram em mim e no meu discurso de que eu seria capaz de cumprir aquela meta?

No auge da minha indignação, decidi parar de olhar para o fracasso e de me massacrar por ele e resolvi com muita humildade me perguntar: *Onde eu estava errando? Por que não estava conseguindo vender? O que estava me faltando?* Após esses questionamentos e muita reflexão, encontrei algumas respostas. Primeiro que, embora tivesse uma boa comunicação, eu me perdia nessa habilidade e acabava falando demais. Comecei a perceber que eu mal fazia perguntas para o cliente, ficava preocupada em falar tudo que precisava na reunião e estava sempre cheia de argumentos e afirmações prontas sobre por que ele deveria comprar. Na realidade estava mais preocupada em vender para bater minha meta do que em me conectar com o cliente, compreender a real necessidade dele. A partir do momento que entendi as principais vulnerabilidades que estavam me fazendo fracassar, decidi iniciar uma jornada intencional de progresso diário.

O RESULTADO DA JORNADA INTENCIONAL DO PROGRESSO

Passaram-se sete anos desde esse episódio, cometi outros erros, fracassei outras vezes, em coisas diferentes. Mas, desde que tomei a decisão intencional de progredir e criei uma maneira de fazer isso, meus resultados foram extraordinários e, com toda humildade, posso dizer que me tornei uma das maiores referências do Brasil em vendas de seguro de vida. Quero compartilhar com você esse resultado, mas, principalmente, dizer o que fiz para chegar nele.

Nesses últimos sete anos, competindo com aproximadamente 1.600 vendedores que trabalham na mesma companhia que eu, recebi seis prêmios nacionais de excelência e alta performance em vendas, quatro prêmios internacionais, dos quais em todos eles fiquei entre os vinte melhores vendedores de seguro do Brasil. Fui campeã de vendas do Estado de São Paulo e, em 2019, fui eleita a mulher número 1 de vendas do Brasil. Todos esses prêmios são dados em eventos incríveis que acontecem duas vezes por ano fora do Brasil, o que também me deu a oportunidade de conhecer diversos países e lugares que jamais imaginei um dia poder visitar.

Também fui eleita pelo Million Dollar Round Table (MDRT) – uma associação mundial que premia os melhores e mais bem pagos profissionais da área de seguro e finanças do mundo – como uma profissional Top of the Table, o patamar mais alto de premiação do MDRT. Menos de 1% de todos os profissionais da área de seguro e finanças do mundo alcançou esse reconhecimento.

TRIO DE HABILIDADES MESTRAS PARA O SUCESSO

Sob a ótica da minha experiência de catorze anos trabalhando com vendas, dos aprendizados que tive e da experiência de treinar mais de mil profissionais de vendas nos últimos cinco anos, identifiquei que um dos maiores limitadores de sucesso na área comercial, e muitas vezes na vida, é a falta de clareza sobre a importância de unir três habilidades humanas de forma inteligente e intencional. Eu chamo de "O Trio de Habilidades Mestras" para o sucesso em vendas e na vida.

São elas: a Comunicação Eficaz, a Conexão Genuína e a Persuasão Inteligente. Para mim, esse é o trio de habilidades mais poderoso que conheço. Pode parecer óbvio, mas não é. Existe uma lógica do porquê delas, por que nessa ordem e por que as três juntas.

O SUCESSO É TREINÁVEL

A COMUNICAÇÃO EFICAZ, A CONEXÃO GENUÍNA E A PERSUASÃO INTELIGENTE. PARA MIM, ESSE É O TRIO DE HABILIDADES MAIS PODEROSO QUE CONHEÇO.

Partindo do princípio que você é um profissional competente e que tem domínio do produto/serviço que vende, o Trio de Habilidades Mestras pode transformar seus resultados.

Quantas oportunidades, relacionamentos, bens e reconhecimentos você já perdeu por ter falhado em uma, duas ou três dessas habilidades? Sabe quando aquela oportunidade e/ou momento ultraimportante passou na sua vida e, por conta de uma péssima forma de se comunicar, de persuadir e de se conectar com seu interlocutor, você sofreu perdas irreparáveis? Frustração, raiva, insuficiência, incompetência, arrependimento, angústia e tristeza são alguns dos sentimentos que temos quando falhamos nisso. A situação passa e a gente pensa: eu deveria ter falado aquilo, ter dado aquela solução, ter explicado melhor, deveria ter sido menos agressivo na comunicação, mais empático e compreensivo, deveria ter mostrado argumentos mais inteligentes a meu favor, ter percebido melhor a real necessidade da outra pessoa, ter feito perguntas melhores, eu deveria ter sido mais firme e convicto. Eu deveria, eu deveria... Mas o fato é que a oportunidade passou e nós perdemos. Por que a maioria dos problemas nos negócios e na vida está relacionado a uma comunicação ineficiente? Eu acredito que é porque não aprendemos sobre essas habilidades mestras em nossa infância.

Embora seja algo de extrema importância para o sucesso na vida e nos negócios, comunicação, persuasão, negociação e conexão com outras pessoas nunca foi matéria escolar e nem sempre nossos pais tiveram clareza de nos ensinar de forma intencional. Talvez você esteja pensando: *Dani, eu sei o que é Comunicação, Persuasão e Conexão. Inclusive, me considero um bom vendedor.*

É provável que sim, mas o que quero trazer à reflexão é que Comunicação é diferente de Comunicação Eficaz, Persuasão é diferente de Persuasão Inteligente e Conexão é diferente de Conexão Genuína.

O QUE ESSAS HABILIDADES TÊM DE DIFERENTES?

Comunicação Eficaz é você ter mil maneiras de comunicar algo, mas saber exatamente qual é a melhor delas. Comece respondendo perguntas como: Qual o melhor momento de falar? Que tom de voz devo usar? Quais palavras e semântica transmitirão melhor a mensagem que quero passar? Quem é o interlocutor? Pela forma como ele pensa, como receberá a mensagem? Resumindo: Qual comunicação levará você ao seu objetivo da maneira mais rápida e eficaz?

Persuasão Inteligente, ao contrário do que muitos pensam, não é você convencer alguém do que você quer que essa pessoa faça, seja ou pense. Isso podemos chamar de persuasão comum. A Persuasão Inteligente é você conscientizar a pessoa a ponto de ela chegar por si só às conclusões sobre o que deveria fazer, ser ou pensar.

A forma mais poderosa de fazer isso é se tornando um mestre em fazer perguntas poderosas. Acredite, é muito diferente de dar inúmeros argumentos com foco em convencer a pessoa.

E, por fim, a **Conexão Genuína** também vai além de uma conexão simples, superficial e interesseira, que é aquela em que um indivíduo se conecta com outro para "parecer" interessado no outro e em suas necessidades, mas no fundo o que ele quer mesmo é apenas tirar proveito da situação com base no que é importante para ele. Isso é um tipo de conexão, mas ela é frágil, superficial e ineficiente.

Todo ser humano tem habilidade de ler microexpressões faciais e corporais. O nosso corpo fala e, quando o que sai da nossa boca não está congruente com o que está em nosso coração e em nossa verdadeira intenção, isso gera incômodo e insegurança para a outra pessoa. Já a Conexão Genuína é a chave de ouro que abre as portas do coração do cliente.

Quando sua intenção verdadeira é ajudar, servir e se tornar relevante para o seu cliente, as portas do coração dele se abrem para suas palavras de maneira leve e fluida, as barreiras de desconfiança e objeções vão se dissipando e dando lugar a um profundo senso de confiança e credibilidade entre vocês.

AS BASES DA COMUNICAÇÃO EFICAZ E COMO DESENVOLVÊ-LA

A Comunicação Eficaz tem algumas bases fundamentais e é importante que você tenha o domínio sobre elas:

1. Linha mestra de raciocínio;
2. Uso adequado de vocabulário, semântica, ritmo, intensidade e tom de voz; e
3. Congruência entre a comunicação verbal e não verbal (postura, expressões e comportamentos).

COMO DESENVOLVI A COMUNICAÇÃO EFICAZ

Comecei a estudar como faziam os grandes comunicadores: através de livros e vídeos. Fiz curso de oratória, passei a ler com mais frequência para expandir meu vocabulário e aprender a usar a semântica correta.

Através de vídeos de grandes comunicadores, aprendi sobre entonação e expressão corporal. Adquiri o hábito de repassar a reunião antes de ela acontecer para deixar clara a linha mestra que eu deveria seguir e, por muitas vezes, gravei a reunião ou me filmava durante alguma apresentação para identificar o que eu ainda precisava melhorar. Acredite, ser prolixo e dar muitas voltas na explicação de algo prejudica uma reunião de negócios! Uma boa dica para começar a analisar sua comunicação é você gravar um vídeo de cinco minutos (sem ensaiar) sobre um assunto que você domina e depois dar uma nota de zero a dez para cada uma das bases fundamentais da comunicação.

Se possível, peça a opinião de pessoas da sua confiança. Isso te dará uma boa percepção do que você precisa desenvolver para ter uma Comunicação Eficaz. Para treinar no dia a dia, sugiro que ouça os áudios que você manda para as pessoas e analise se teria alguma maneira mais assertiva de dizer a mesma coisa com o objetivo de alcançar um resultado melhor. Quanto melhor você ficar, mais conseguirá prender a atenção do cliente e tornar a reunião mais clara e fluida. Outra estratégia que usei foi estudar sobre perfil comportamental a fim de compreender a maneira mais assertiva de me comunicar com base no perfil do cliente e no seu padrão decisório.

AS BASES DA PERSUASÃO INTELIGENTE

1. Dominar a arte de fazer perguntas poderosas;
2. Usar as respostas, os valores e a visão do cliente a favor do processo de conscientização que você está gerando nele.

COMO DESENVOLVI A PERSUASÃO INTELIGENTE

Decidi aperfeiçoar a minha habilidade de fazer perguntas. Eu sabia que era algo importante, mas nunca havia treinado isso de forma intencional. Escolhi a dedo um livro que me ajudasse a falar menos e perguntar mais. Ele se chama *Alcançando excelência em vendas SPIN Selling*, de Neil Rackham, da M.Books Editora. Que livro incrível!

Ali pude compreender de maneira mais profunda as fases da venda e quais são as perguntas poderosas que eu deveria fazer em cada fase. No livro, ele defende a ideia de que existem quatro tipos de perguntas: situação, problema, implicação e solução, e a arte de dominar a ordem, o momento e a forma de fazer as perguntas faz total diferença no resultado da venda.

Então, antes de cada reunião, eu fazia uma lista de perguntas poderosas considerando cada etapa da venda, deixava anotada no bloco de notas e aquilo me norteava para eu não esquecer a importância de perguntar e perguntar da maneira certa. Se fizer esse treinamento dia após dia, você conseguirá se tornar um excelente arguidor.

AS BASES DA CONEXÃO GENUÍNA

1. Transparência/Verdade;
2. Estar 100% presente;
3. Empatia;

4. Sensibilidade;
5. Cumplicidade.

Colocar-se ao lado do cliente, não à frente nem atrás. O melhor método de desenvolvermos essa habilidade é exercitar, de forma consciente, essa postura em cada contato com nossos clientes a ponto, ao fim da reunião, conseguirmos responder quatro perguntas:

1. Eu saberia descrever os sentimentos que essa pessoa teve durante essa reunião?
2. Em algum momento ela agradeceu por eu estar aqui fazendo diferença na vida dela?
3. Ela demonstrou sentir plena confiança em mim?
4. De zero a dez, ela me recomendaria com nota dez?

COMO DESENVOLVI A CONEXÃO GENUÍNA

O Robson tinha 49 anos, uma esposa maravilhosa e dois filhos adolescentes completamente apaixonados por ele. Pouco mais de trinta dias depois de fazer o seguro, ele teve um infarto fulminante e faleceu sem qualquer explicação. Ele era o pilar financeiro da família e o seguro ajudou a manter a dignidade deles e também a pagar a educação dos filhos. O seguro foi o seu último gesto de amor e a forma que o fez permanecer vivo no cuidado com sua família, ainda que ele não estivesse mais aqui.

No dia em que fui pessoalmente entregar o cheque do benefício para eles, pude compreender a nobreza do meu trabalho e o impacto dele no momento de maior vulnerabilidade de uma família. Nós nos emocionamos profundamente e ali tomei uma decisão irreversível: nunca mais venderia qualquer produto para alguém se, em algum momento, a venda fosse mais importante para mim do que para o cliente. Isso fez com que eu me conectasse com meus outros clientes de uma maneira muito mais sincera e genuína. Decidi ser apenas um instrumento facilitador de entrega de algo nobre cuja importância ajudei que o cliente enxergasse, mas cuja decisão de compra foi dele.

Qual a nobreza do seu produto ou serviço? O que seu trabalho é capaz de fazer por alguém? Isso deve nortear seu coração durante todo o processo da venda e jamais seu interesse de vender pode ser mais importante do que a vontade do cliente em comprar.

UM CONVITE À MAESTRIA

Aprendi, com meu grande mentor Joel Jota, com quem tenho a honra de dividir as páginas deste livro, que alcançar a maestria em algo exige muito mais do uma prática deliberada. Alcançamos a maestria quando nos dedicamos a praticar algo de maneira deliberada, mas com intencionalidade, num ambiente propício, recebendo feedback constante e com foco em três coisas: em você, no outro e no ambiente.

O SUCESSO É TREINÁVEL, NÃO SE ESQUEÇA DISSO!

Se você ainda não atingiu o sucesso que gostaria, tenho certeza que o Trio de Habilidades Mestras poderá te ajudar muito. Não apenas em seus negócios, mas em seus relacionamentos e em sua vida como um todo. O treino de cada uma dessas habilidades te levará à maestria, que trará consigo um patamar mais alto de resultados para você. Agora é o momento de se autoavaliar e tomar uma decisão irreversível de iniciar uma jornada de progresso intencional.

O sucesso é treinável e, quando encontra alguém disposto a pagar o preço desse treino, se torna inevitável. Não importa o resultado até aqui, como diz o Joel Jota: "Biografia não é destino". O que importa é o que você vai fazer daqui para a frente com tudo o que aprendeu. Seja você, extraia o melhor de si e decida ser alguém relevante para todos que passarem em seu caminho. Permita que sua luz brilhe, que ilumine a vida de outras pessoas e que deixe um grande legado. Essa é a forma mais linda de permanecermos vivos na mente e no coração das pessoas ainda que não estejamos mais aqui.

Desejo a você muito sucesso e grandes realizações.

Com carinho, Danielle Martins

EXISTE UM SUCESSO QUE ANTECEDE AQUELE QUE FICA EVIDENTE PARA O MUNDO: É O SUCESSO QUE ACONTECE DENTRO DE NÓS.

CAPÍTULO 4

DRICA RICCI

Nascida em Guarulhos (SP), em 1981, é mãe da Nicole e do Vinícius, e casada com o Sérgio, seu grande parceiro e companheiro de vida. É especialista em finanças e investimentos, empresária desde 2008 e completamente apaixonada pela vida e por suas escolhas.

PERSISTA! VOCÊ PODE TUDO, MENOS DESISTIR

Definitivamente, eu não nasci com espírito empreendedor. Também não tive pais empreendedores, nem tios, nem primos. Depois de uma carreira bancária extremamente desgastante, percebi que eu merecia mais. Era 2008, eu estava grávida de cinco meses da minha primeira filha, Nicole, quando decidi me jogar no mundo do empreendedorismo: eu e meu marido abrimos um escritório credenciado a uma grande corretora de ações da época. Foram meses de planejamento, muitas conversas com pessoas importantes, inúmeras análises e a sensação de que o cenário era perfeito para darmos esse passo. Abrimos o escritório muito animados e contentes com a decisão.

O problema é que não contávamos com o que estava prestes a explodir: uma baita crise financeira nos Estados Unidos que teve início em setembro de 2008 e acabaria com tudo que tínhamos planejado milimetricamente. Para nós, foram três anos muito difíceis. Não! Preciso ser mais sincera, foram anos terríveis! Só conseguimos começar a nos reerguer no fim de 2011. Imagine que eu me tornei mãe e empresária no mesmo ano, meu marido embarcou comigo deixando para trás uma

O SUCESSO É TREINÁVEL

carreira de onze anos como engenheiro e contrariando recomendações importantes, como, por exemplo, ter reservas mínimas para atravessar momentos difíceis. Nós não tínhamos reservas que nos sustentassem por mais de dois ou três meses. Como diz a letra de uma música antiga: "Meu mundo caiu".

O pior não é só você sentir o cheiro do sucesso e de repente se ver numa situação de falência e de profundo fracasso; o pior é tudo que vem acompanhado com esse momento. Passei a ser extremamente criticada por ter largado o certo pelo duvidoso. Eu olhava para a minha filha, com meses de vida, e pensava: *O que eu vou fazer agora?* Lembro de muitas vezes alimentá-la de madrugada, aos prantos. Amigos e familiares me aconselharam a voltar atrás, tentar reconquistar meu emprego de volta. As contas chegavam e não tínhamos como pagar, meu casamento ficou incrivelmente abalado, minha autoestima foi jogada às traças. Eu sabia que eu tinha que fazer alguma coisa, mas o quê? Minha única experiência era no mercado financeiro, e ele estava em crise. E esse não era o único problema. Eu tinha contraído muitas dívidas e me sentia tão abalada que não tinha forças para pensar em nada novo.

Asseguro a você que a minha vida é uma mistura de "eita atrás de vixe". Por mais de uma vez, senti o gosto amargo do fracasso, de não conseguir atingir os objetivos que eu tinha traçado. É uma sensação de tristeza com decepção, que se mistura com raiva e desânimo. Tudo que tinha sido tão bem pensado e planejado agora parecia não passar de um sonho. Esse momento em que nossa empresa quebrou, logo em seus primeiros anos de vida, foi daquelas histórias para contar para os tataranetos, especialmente porque não foi só uma crise financeira, mas também foi emocional e conjugal. Foi ainda um desmoronamento de sonhos. Naquele momento, eu só queria poder dormir e acordar com tudo no lugar novamente. Eu me sentia sem energia e dentro de uma bagunça enorme, com uma sensação constante de aperto no peito. Uma das piores sensações que eu já senti na vida. Sem exageros, era tanta dor que chegava a ser angustiante ver o raiar do sol.

MOMENTO DE VIRADA

Era 1995. Eu tinha apenas 14 anos e passeava com a minha mãe na minha cidade, São José dos Campos, em um pequeno shopping, quando me vi em frente a uma propaganda incrível e colorida da Disney. Olhei pra minha mãe e falei:

— Mãe, ano que vem faço 15 anos...

— Isso não é pra você minha filha — ela me respondeu e logo me tirou dali.

Passei anos da minha vida acreditando que muito do que eu via as pessoas vivendo "não era pra mim". Era como se essa frase ecoasse na minha cabeça a cada passo diferente que eu pensasse em dar. Sabe, eu acredito que muitos não alcançam o que desejam para as suas vidas – seja um sonho, o sucesso na profissão, e até a felicidade nos relacionamentos –, porque não acreditam verdadeiramente que aquilo é possível, porque não se sentem capazes, porque, um dia, alguém disse que aquela vida não era pra você. Então, desistem antes mesmo de tentar.

Você pode tudo, menos desistir. A minha vida é um constante jogo de persistência. Mesmo sentindo na pele o fracasso, nunca me permiti ficar nesse lugar: se eu cair, levanto quantas vezes forem necessárias. Quando eu tinha 28 anos, perdi meu pai no auge dos seus 51 anos. Ele sofreu um infarto, foi operado, mas pouco tempo depois se foi. Foi a maior perda de toda minha vida. Naquele momento, senti o que era não poder fazer nada, absolutamente nada. Lembrava do apoio, da vibração e do incentivo do meu pai quando contei a ele sobre a minha decisão de ser empresária. Ele sempre esteve do meu lado. Por muitas vezes, sentado no sofá da minha casa, ele ouvia as minhas lamentações e sempre me dizia: "Seja forte filha, e não desista!"

Para mim, a persistência consiste em trabalhar dois sentimentos essenciais: ansiedade e resiliência. Ansiedade porque nem sempre o resultado virá no tempo que você deseja. O que fazer? Continue, sempre. Trabalhe, dedique-se, dê o seu melhor. Só não pare. Resiliência porque, na busca pelo sucesso, você vai passar por tempestades inesperadas e ventos fortes que podem te derrubar. Mesmo assim, não se esqueça que não basta ser o mais inteligente, é preciso ser adaptável. Aqueles que mais se adaptam às mudanças são os que melhor vencem os desafios. Muitos me chamam de teimosa quando eu me recuso a desistir. Mas, o que eles chamam de teimosia, eu chamo de persistência.

Era 2011 e eu ainda estava numa situação muito difícil: a empresa ainda não estava caminhando bem, eu tinha uma filha pequena – Nicole –, quilos a mais, noites maldormidas, dívidas sem fim, muitos sonhos desmoronando, um casamento em crise. Mas, mesmo assim, uma frase ecoava na minha mente: "Você pode tudo, menos desistir." Olhei ao meu redor e percebi que eu estava no ambiente errado, com pessoas erradas, pensando de maneira errada. Disse: "**Chega**!" Ali começava a virada da minha vida.

Revisitei a minha história, me perguntei inúmeras vezes por que eu deveria continuar a empreender e a resposta era mais simples do que você pode imaginar: "Porque eu quero! Eu quero de verdade, de toda a minha alma, de todo o meu coração, quero viver experiências incríveis na minha vida! Eu quero!" Parti para a ação, mudei ambientes, mudei amizades, desfiz sociedades, encarei a situação financeira

DRICA RICCI

PARA MIM, A PERSISTÊNCIA CONSISTE EM TRABALHAR DOIS SENTIMENTOS ESSENCIAIS: ANSIEDADE E RESILIÊNCIA.

e renegociei dívida por dívida. Eu e meu marido buscamos a luz de Deus para guiar a nossa relação e "escolhemos" continuar juntos. O labirinto da minha vida ainda me apresentava sucessivas barreiras, mas eu persisti em cada uma delas, recalculei minha rota muitas vezes, e, a cada passo dado, eu comemorava muito. Quando você se vê em situações muito difíceis, cada microvitória é um pódio. Busquei cursos de empreendedorismo, me dediquei de corpo e alma e, todo o santo dia, eu só pensava: *Você pode tudo, menos desistir*. Por algum tempo, essa história me fazia chorar quando eu a contava, porque doía muito. Doía na alma.

APRENDIZADO, HÁBITO E SUCESSO

Hoje, conto toda essa história e só consigo suspirar e sorrir. Sorrio muito e sorrio com a alma. Os aprendizados que as dores podem nos trazer são tão grandes que basta colocarmos esses mesmos aprendizados em prática que o sucesso estará bem na nossa frente, nos esperando de braços abertos para nos dar aquele abraço apertado. Parece meio maluco isso (e até acho que é mesmo), mas o sucesso para mim tem cheiro, tem presença, tem sentimento: talvez seja porque eu o desejei muito. O treino diário e a persistência me trouxeram até aqui.

O SUCESSO É TREINÁVEL

OS APRENDIZADOS QUE AS DORES PODEM NOS TRAZER SÃO TÃO GRANDES QUE BASTA COLOCARMOS ESSES MESMOS APRENDIZADOS EM PRÁTICA QUE O SUCESSO ESTARÁ BEM NA NOSSA FRENTE, NOS ESPERANDO DE BRAÇOS ABERTOS PARA NOS DAR AQUELE ABRAÇO APERTADO.

Atualmente, tenho uma empresa em pleno crescimento e expansão, com centenas de clientes fiéis, e sou responsável por uma carteira de investimentos de milhões de reais. Digo que meus colaboradores e sócios não formam um time, nem uma equipe: juntos, somos um "elenco", porque o nosso objetivo de todos os dias é dar um show! Minha conta bancária vai muito bem, obrigada. Minha casa é um verdadeiro ninho de amor e alegria, me curei de inúmeras doenças emocionais e realizo sonhos a todo o momento. Você deve estar se perguntando se eu faria tudo de novo. Eu digo que sim, ah, como eu faria!

O Joel Jota costuma dizer: "Muitos começam fortes, poucos permanecem fortes". Para mim, isso é uma verdade absoluta, porque é muito comum a gente se dedicar a um projeto novo de corpo e alma, mas, se ele tiver cinco anos de duração, como será? Você aguentaria esperar tanto tempo? Arrisco dizer que a grande maioria vai ficar pelo caminho, porque o ser humano tende a ser imediatista e querer as coisas para ontem. Depois de tudo que passei, aprendi que a nossa vida é uma grande construção, cada dia que vivemos é um tijolo a mais na nossa história, então não podemos desperdiçar nenhum!

E é por isso que dou tanta importância para os hábitos que desenvolvo. Confesso que sou uma pessoa bastante agitada e foi na meditação que descobri uma maneira de acalmar a mente e o coração. Então, não tem um dia sequer que eu fique sem meditar, pois os benefícios que essa prática me traz são enormes, entre eles uma maior concentração e um poder de organização das ideias mais eficaz.

Ainda não contei que, após o nascimento da minha primeira filha, engordei muito e fiquei obesa. Foi um momento muito difícil, pois eu não me reconhecia mais no espelho, mas consegui emagrecer com disciplina e persistência, sem pressa, sem cirurgia, sem remédios, só alimentação e atividade física. Por isso, atualmente, sou muito cuidadosa com a saúde e atividade física é prioridade para mim. E ainda tenho um sonho: completar uma maratona. Como vocês podem imaginar, desde já, não tenho dúvidas de que eu completarei, porque não vou desistir enquanto não cruzar uma linha de chegada depois de correr 42 quilômetros.

Para não me perder nos hábitos, busco sempre estar em ambientes que me favoreçam, com pessoas que busquem o sucesso, que sonhem com a alta performance o tempo todo, que estão motivadas por desafios assim como eu. Dessa forma, não me permito ficar estagnada: se não estou aprendendo algo novo, estou aperfeiçoando aquilo que eu já sei. Estudar e buscar conhecimento com os melhores profissionais da minha área, em livros e cursos, fazem parte da minha rotina diária. Tenho convicção de que sempre temos o que aprender. Depois da perda do meu pai, pude sentir na pele o quanto as pessoas que amamos fazem falta quando partem. Então, aproveito cada minuto desta vida com aqueles que amo, com muito abraço apertado e beijo estalado.

Resumindo: cuide bem da tríade: saúde, família e trabalho. Se fizer isso, afirmo a você que não tem como não dar certo, pode confiar.

SUCESSO É CONSTRUÇÃO DIÁRIA

Quando falo de sucesso, logo me vem à cabeça a palavra construção. É engraçado como vejo pessoas falando de sucesso como se ele acontecesse da noite para o dia num passe de mágica, ou, pior, como se todos fossem merecedores dele. Se você pensa assim, desculpe te decepcionar, mas o sucesso não é um direito de todos, sucesso é uma conquista! O primeiro passo é você saber que precisará renunciar a muita coisa, e isso envolve desejos, pessoas e até momentos. A vida é feita de escolhas, e, para chegar ao sucesso, é preciso aprender a fazê-las corretamente.

Depois de conseguir identificar ao que terá que renunciar, você parte para a ação e aí a coisa muda de figura e toma um ar de seriedade, porque você precisa agir massivamente. Não queira dar saltos quânticos, pelo contrário, queira dar um passo novo, por menor que seja, todos os dias. Em vez de olhar para o seu objetivo e se desmotivar com a distância que ainda falta, valorize o caminho que você já percorreu. Você pode acordar todos os dias e pensar: *Mais um dia!* E isso, de repente, vai fazer bater aquele cansaço, vai despertar aquela incerteza no coração que pode levar você a pensar: *Será que vou dar conta?* Ou você pode ir dormir e agradecer por menos um dia na busca pelo que quer, como quem vai riscando o calendário, correndo metro por metro de uma maratona. E aí: mais um dia ou menos um dia? Faça escolhas, parta para ação e persista.

O sucesso, para mim, pode ser comparado a um labirinto em que você vai por um caminho, mas ele está bloqueado, volta e tenta outro, bloqueado de novo, tenta mais um, mas ainda não é o correto, depois vêm outras paredes e outros caminhos, até encontrar a saída final. Vejo muita gente presa nos seus "labirintos" depois de tantas paredes à frente, pessoas que preferiram sentar ali mesmo e esperar sei lá o quê. Por isso, digo a você: recalcule sua rota quantas vezes forem necessárias, recomece, reinvente-se e, por último, mas não menos importante, celebre cada microvitória. Temos o péssimo hábito de celebrar as grandes coisas, o grande momento, o pódio, mas e os pequenos degraus que você teve que subir? Eles não merecem celebração? Merecem, sim! E digo mais: são as pequenas celebrações que vão encher você de energia para continuar a jornada.

A persistência na luta para o sucesso é fator predominante para atingi-lo. Lembre-se sempre: você pode tudo, menos desistir.

O SUCESSO NÃO É UM DIREITO DE TODOS, SUCESSO É UMA CONQUISTA!

CAPÍTULO 5

FABIO CESCHINI

Fabio Ceschini é professor universitário na área da Educação Física, ajuda a formar milhares de alunos em cursos presenciais e, desde 2017, também on-line junto à esposa Raquel. É um apaixonado por ensinar e pela filha, Julia! Ensina àqueles que querem aprender a evoluir na carreira e na vida.

A LIBERDADE DE ESCOLHA

A maioria das pessoas foi educada acreditando em um modelo único de sucesso na vida ou na carreira profissional: estude muito, tire boas notas na escola, faça faculdade, curso de pós-graduação, cursos de atualização, mestrado, doutorado, consiga um bom emprego em uma grande empresa, se dedique para a empresa crescer e você será bem-sucedido, valorizado, conquistará uma vida confortável com tempo disponível para a família e terá estabilidade profissional após muitos anos de dedicação. Ou, se optar pela carreira de funcionário público, terá a estabilidade garantida por tal escolha.

Porém, com o passar do tempo, percebemos que essa ideia de sucesso profissional é difícil de ser conquistada, pois, além do ganho financeiro nem sempre corresponder ao empenho de anos de estudo, de trabalho e ao cargo ocupado, o acúmulo de tarefas e metas a serem batidas leva ao estresse, perda da saúde e cada vez menos tempo disponível para a família. É como se o sonho perseguido durante anos nunca se materializasse.

Esse modelo de sucesso profissional se torna ainda mais complexo nos dias atuais. A ideia de que a dedicação exclusiva à empresa gera estabilidade profissional intocada no longo prazo nem sempre ocorre. Pelo contrário, é algo mais difícil nos dias atuais. Na época dos nossos pais, o tempo de estabilidade dentro de uma empresa era bem maior do que hoje. Atualmente, há muitas variáveis que contribuem para a instabilidade profissional.

O que acontece na maioria das vezes é que a pessoa passa anos e anos aprendendo, se aperfeiçoando, se dedicando à empresa, passando muitos finais de semana trabalhando ou estudando para ser um dos melhores funcionários da empresa, afinal, esse foi o modelo de sucesso que aprendemos. Um belo dia, isso se perde devido a uma demissão! São anos de muito empenho para construir uma carreira que pode ser destruída em minutos. A frustração aumenta mais ainda quando, ao procurar emprego, a pessoa percebe que seu histórico de construção não é acompanhado pelo salário. Isso gera um forte sentimento de **impotência**! Não importa o que você fez no passado, o salário é baseado no momento econômico e mercadológico atual, em que as regras de jogo não são as mesmas regras que nos foram ensinadas como modelo de sucesso profissional e financeiro. Na prática, temos que fazer cada vez mais para ter cada vez menos.

Como a maioria das pessoas foi ensinada que há apenas um único caminho para o sucesso, ao perceber que esse caminho não está funcionando, a pessoa prefere a "falsa segurança" (de se manter nesse mesmo modelo) à mudança! O medo e a incerteza paralisam a pessoa. Mesmo que a "segurança" seja anulada por uma demissão, a falta de clareza sobre o que pode fazer, quando fazer, como fazer e quem pode ajudar paralisa a ação! Quem não sabe o que fazer, como fazer e quando fazer, até pode tentar fazer, mas pode não gerar os resultados esperados. A falta de resultados diminui a constância que leva a pessoa a desistir. A constância é o que permite os resultados ao longo do tempo e isso é treinável. O sucesso não vem de uma hora para outra! As pessoas não fracassam. Elas desistem!

O SUCESSO É UMA CONSTRUÇÃO NA DIREÇÃO CERTA

A grande maioria das pessoas acredita que existe uma fórmula mágica para conquistar o sucesso profissional e que, no geral, essa fórmula permite chegar ao sucesso em pouco tempo e com pouco esforço. Se isso acontece, eu não sei, pois comigo o sucesso só veio depois de uma construção que envolveu **tempo**, **estudo**, **treinamento** e **paciência**! Eu até diria, pela experiência que vivi e estou vivendo, que o **sucesso** é a somatória de conhecimento, habilidades, competências, ações na direção certa, constância e paciência. E todos esses ingredientes são **treináveis**. Você pode treinar para ter mais conhecimento. Você pode treinar para melhorar suas habilidades e competências. O treinamento te ajuda a ter constância. É tudo questão de treino. Assim como acontece com os atletas, também acontece na vida: quem treina mais e com os melhores chega mais rápido ao objetivo. Treino + Aprendizado + Aplicação + Melhora = Sucesso. Mas para que isso aconteça é necessário um **treinador**, um mentor para mostrar o caminho e acompanhar você nessa jornada.

> A CONSTÂNCIA É O QUE PERMITE OS RESULTADOS AO LONGO DO TEMPO E ISSO É TREINÁVEL. O SUCESSO NÃO VEM DE UMA HORA PARA OUTRA! AS PESSOAS NÃO FRACASSAM. ELAS DESISTEM!

O SUCESSO É TREINÁVEL

Até meados de 2016, eu tinha uma vida tranquila com minha esposa Raquel e minha filha Julia, com dois anos na época. Tínhamos uma vida estável, ambos empregados, fazíamos até uma viagem internacional uma vez por ano. Eu, como professor universitário em ascensão na carreira, e minha esposa, como chefe de laboratório de farmácia. Ambos tínhamos um excelente salário, e a Raquel ainda tinha o privilégio de trabalhar pertinho de casa, a dez minutos de carro. Mas tudo mudou em 2 de janeiro de 2017, quando a Raquel foi demitida. Lembro com precisão do dia: logo no primeiro dia útil do ano, após termos feito muitos planos e estarmos animados com o ano que se iniciava, recebemos esse baque da demissão e perdemos a nossa estabilidade!

Na ocasião, a Raquel começou a procurar emprego e se deparou com a seguinte situação: emprego até tinha, mas ganhando 50% a menos do que ganhava e ainda teria que trabalhar aos finais de semana. Resultado? Ela ficou deprimida. E eu, para compensar as perdas financeiras, comecei a trabalhar todos os finais de semana viajando o Brasil para ministrar aulas em cursos de pós-graduação. Com isso, eu não conseguia mais ver minha filha. Eu saía de casa, ela estava dormindo. Eu voltava, ela estava dormindo. Eu me tornei um pai

O SUCESSO É A SOMATÓRIA DE CONHECIMENTO, HABILIDADES, COMPETÊNCIAS, AÇÕES NA DIREÇÃO CERTA, CONSTÂNCIA E PACIÊNCIA. E TODOS ESSES INGREDIENTES SÃO TREINÁVEIS.

100% ausente. Nessa época, estava lendo um livro, *Empreenda sem fronteiras*, do Bruno Pinheiro, da Editora Gente, que falava que dá para ter sucesso na profissão e ganhar dinheiro na internet. Dei esse livro na mão da Raquel e pedi para ela ler. Ela leu em três dias e me disse: "Já sei o que vou fazer. Vou vender seus cursos on-line na internet!" Você não imagina o que foi para mim, já que nem Facebook eu tinha!

Decidi aceitar a proposta, mas no fundo acreditava que isso era bobagem, algo passageiro. Achava que a Raquel ia acabar vendo que eu não tinha jeito para aquilo, e ela iria desistir e arrumar um emprego na área de formação. Eu acreditava que em poucas semanas tudo iria se ajustar novamente! Mas a Raquel persistiu e foi atrás de um mentor, o próprio Bruno Pinheiro, que mostrou o caminho, e nós começamos a nossa empresa de cursos on-line, @viajandopelafisiologia, em fevereiro de 2017. Começamos do zero. A Raquel estudou, aprendeu a fazer site, integrar ferramentas de marketing, edição de vídeos e redes sociais. Eu passei a produzir o material para redes sociais e fui, por muitas vezes, zombado por colegas e amigos de trabalho. Aprendemos tudo o que podíamos com o Bruno.

Até que algo aconteceu no dia 16 de setembro de 2018. Foi tão marcante que eu lembro a data até hoje. Nessa época, eu trabalhava todos os finais de semana ministrando aula em cursos de pós-graduação, afinal a nossa empresa ainda não tinha decolado. Ao chegar de uma aula, no domingo à noite, a minha filha, com três anos na época, sentou no meu colo, olhou nos meus olhos, passou as duas mãos no meu rosto e me disse: "Pai, você não precisa trabalhar tanto, eu posso comer menos". Essa frase foi uma facada no coração! Nesse dia, eu, Fabio Ceschini, entendi que onde eu estava (a universidade) não me fazia sentir que eu era bem-sucedido! Que sucesso é esse em que minha filha me diz que pode comer menos para eu não precisar trabalhar tanto? Nesse momento, percebi que era um pai 100% ausente! Saí da universidade e passei a trabalhar somente na nossa empresa. Foi a decisão mais difícil da minha vida, pois eu estava deixando uma carreira construída ao longo de duas décadas. Mas valeu muito a pena.

Totalmente focados na nossa empresa, decidimos dar um novo passo. Em fevereiro de 2019, nos tornamos mentorados e começamos a ser treinados pelo Joel Jota. Com o Joel, o aprendizado foi enorme e passamos a não ter medo de errar! Hoje, eu e minha esposa trabalhamos 100% focados na nossa empresa. Crescemos! Erramos! Aprendemos! Não desistimos! Atualmente, ganhando vinte vezes mais do que quando éramos empregados. O que nós fizemos? O passo a passo que vou compartilhar neste capítulo. O sucesso me deu uma espécie de poder que poucos têm, **o poder da liberdade da escolha**!

AS MUDANÇAS DE HÁBITO SÃO FUNDAMENTAIS

Durante o nosso treinamento com o Joel Jota, aprendemos a colocar em prática hábitos que eram necessários para o nosso desenvolvimento pessoal e também da empresa. Aprendemos o conceito do mini-hábito, que são pequenas mudanças em nossa rotina. Essas pequenas mudanças nos permitiram manter uma rotina organizada para conciliar as atividades da empresa e da família. O que nós ganhamos com isso? Aumento da produtividade na empresa e mais tempo disponível para ficar com a família. Aquilo que eu aprendi com o meu treinador, Joel Jota, e que incorporei na minha vida, compartilho com você.

Hábito 1: Todos os dias pela manhã, sem exceção, olho para minha filha ainda dormindo e me pergunto: "Se eu não fizer o que precisa ser feito, o que de pior pode acontecer com ela?" Essa é a minha rotina de entrada no dia de trabalho! É isso que me dá forças para vencer os desafios do dia.

Hábito 2: Estudar todos os dias para produção de conteúdo de valor para nossos seguidores e clientes. Sempre estou aprendendo algo novo! A produção de conteúdo na empresa é semanal, o que me obriga a estudar todos os dias!

Hábito 3: Fazer cursos diariamente com os melhores do mercado. Fazemos cursos pontuais, somente com ensinamentos específicos que estamos precisando aplicar no momento. Isso nos permite estar sempre melhorando e evoluindo.

Hábito 4: Aplicar aquilo que aprendemos no máximo em vinte dias. Em geral, as pessoas fazem um monte de curso e não conseguem aplicar o que aprenderam. No início da empresa, também fazíamos isso. Muita informação, pouca clareza e zero de aplicação. Aprendemos que, para ser eficiente, o ideal é fazer o curso e aplicar esse conhecimento na empresa em até vinte dias.

Hábito 5: Fazer parte de grupos de mentoria e Master Mind. Esses são pequenos grupos de pessoas, em geral empresários, que se reúnem com frequência para compartilhar experiências. Isso nos permite ter informações privilegiadas, antes das demais pessoas, resultando em ajustes mais rápidos que o mercado em geral.

Hábito 6: Dizer "**não**" para 99,9% dos pedidos que recebo. São pedidos de parceria, participação em *lives*, escrever artigos científicos ou livros, aulas, palestras e outras solicitações. Isso me permite manter o foco naquilo que realmente é necessário, que são as ações da empresa. Nem sempre uma oportunidade é realmente uma oportunidade.

Hábito 7: Aprendi a ouvir os seguidores e principalmente os clientes. Ouvir os *feedbacks*, as críticas e as sugestões. Isso me permite melhorar os serviços da empresa!

PASSO A PASSO

Agora que já contei sobre como cheguei até aqui e sobre os hábitos que aprendi durante o meu treinamento com o Joel Jota, vou compartilhar o passo a passo que desenvolvi. Acredite, sou uma pessoa comum, como você. Se eu consegui, por que você não conseguiria?

1º PASSO: VOCÊ NÃO PRECISA ESTAR SOZINHO

Você conhece ou já ouviu falar de algum atleta que chegou às Olimpíadas sem a ajuda de um treinador? Com certeza, não. O papel do treinador é planejar o treinamento do atleta, quais ações serão realizadas ao longo de um período de treinamento, além de quando, como e quantas vezes praticá-las. Afinal de contas, o atleta não sabe exatamente o que fazer. O que quero dizer com isso? Tenha um mentor. O mentor sabe quais caminhos você deve percorrer e principalmente quais caminhos você não deve percorrer. Isso vai economizar tempo, dinheiro e aborrecimentos. O mentor é o seu treinador!

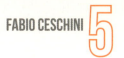

2º PASSO: TENHA UM MOTIVO FORTE PARA FAZER O QUE PRECISA SER FEITO TODOS OS DIAS

Um dos maiores desafios dos atletas é ter que treinar todos os dias sem desistir. Esse também é o nosso maior desafio: não desistir, mesmo que ainda não consigamos ver os resultados materializados. Todos os dias, ao acordar, faça as seguintes perguntas para você: *Por que eu quero ter sucesso? O que o sucesso vai proporcionar para mim e para a minha família? Quando conquistar o sucesso, como estará a minha vida? O que pode acontecer de pior com meus filhos se eu não fizer o que precisa ser feito?* Tenha um motivo forte para fazer o que precisa ser feito. Isso vai te ajudar a não desistir mesmo nos momentos mais desafiadores.

3º PASSO: NÃO TENHA MEDO DE ERRAR

Só podemos aprender e melhorar algo a partir do momento que erramos. O erro te permite entender o que não deve mais ser feito, ou ainda como fazer melhor o que precisa ser feito. Erre, reflita onde errou, faça os ajustes necessários e siga em frente. O erro faz parte do aprendizado.

4º PASSO: TENHA CONSTÂNCIA

Os atletas repetem movimentos específicos milhares de vezes durante o treinamento para uma competição. Qual o objetivo disso? Fazer cada vez melhor. Então repita! Repita! Repita quantas vezes precisar até acertar. Muitas vezes é necessário que a repetição seja feita de diferentes formas para encontrar a excelência.

O SUCESSO É TREINÁVEL

5º PASSO: AJUSTE OS PROCESSOS

Atletas sempre buscam fazer algo em menos tempo ou melhor do que os outros. Se pergunte todos os dias: *Como posso melhorar aquilo que eu já faço? Como posso fazer mais rápido aquilo que já faço mantendo a eficiência?*

A partir do momento que você colocar esse passo a passo na sua rotina, você verá a diferença. Acredite, o sucesso é treinável! O sucesso vai te dar algo que chamo de **liberdade**! A liberdade financeira (nunca mais perder uma noite de sono por causa de dinheiro), a liberdade de tempo (ter mais tempo livre para você e sua família) e a liberdade geográfica (poder estar onde quiser, quando quiser)! Tendo essas três liberdades, você vai ter um poder que poucos têm: **a liberdade da escolha**! Você vai ter a liberdade para escolher com o quê ou com quem vai trabalhar! Escolher de onde vai trabalhar! Escolher trabalhar com algo que você goste e faça sentido para você. Escolher ter mais tempo disponível para sua família e seus filhos! Escolher viajar para onde e quando quiser! Escolher dizer "não" ou "sim" sem se preocupar!

O PODER DA ESCOLHA

Hoje, levo e busco minha filha todos os dias na escola e passo todos os finais de semana com ela. Quando vou a congressos científicos na minha área, levo minha filha comigo. O sucesso me permitiu ter a liberdade da escolha. Hoje, sou um pai 100% presente na vida dela. Então, caro leitor, meu conselho é: há, sim, outros caminhos para conquistar o sucesso pessoal e profissional. Descobri um e compartilhei com você neste capítulo. Mas, para conquistar esse sucesso, precisei de um treinador (mentor). Sozinho, jamais chegaria lá. O treinamento vai ajudar você a conquistar o "seu sucesso" mais rápido. Para mim, sucesso é ter a **liberdade de escolha**. Talvez, para você, a palavra sucesso tenha outros significados. O que importa é que, conquistando o **seu** sucesso, tenho certeza que você será uma pessoa mais realizada e feliz!

Então, se não quiser fazer o que precisa ser feito por você, faça pelos seus filhos, pelos seus pais, pela sua família, pela sua causa. Você está aqui para ter **sucesso** e o **sucesso é treinável**!

ACREDITE, SOU UMA PESSOA COMUM, COMO VOCÊ. SE EU CONSEGUI, POR QUE VOCÊ NÃO CONSEGUIRIA?

CAPÍTULO 6

GABI ABARACON

Gabi Abaracon é especialista em autoconhecimento para mulheres. Hoje, dedica-se a direcionar mulheres a descobrir sua verdadeira identidade e, com isso, assumir o descontrole de suas vidas. Além de realizar seus atendimentos de forma individual e em grupo, também está à frente de um movimento de mulheres sem fins lucrativos, idealizado por ela, chamado Papo de Batom.

ASSUMA O DESCONTROLE DA SUA VIDA

Pode ser que você esteja achando estranho o título do meu capítulo. Mas calma! Vou explicar. Entendo que podemos organizar e planejar várias coisas no nosso dia a dia e na nossa vida, e, com isso atingir metas, evitar problemas, minimizar riscos e erros. Porém, criamos uma falsa ideia de que podemos controlar a nossa vida. Mas não é bem assim... Até podemos "controlar" algumas coisas, só que existem muitas outras que não são e nunca serão 100% controladas ou controláveis. Por conta dessa falsa ideia de controle, acabamos nos sobrecarregando demais.

Durante muitos anos, acreditei que deveria controlar tudo também, até que em determinado momento entendi que valia mais a pena aceitar e aprender a lidar com o descontrole. E é isso que vou contar a você neste capítulo. Desde então, minha vida flui melhor; agora gasto minha energia de uma forma mais adequada para mim, em vez de ficar brigando com algo que é inevitável (o descontrole existe, isso é um fato). Atualmente, aceito e aprendo a lidar cada dia melhor com esses momentos de descontrole, que, querendo ou não, vão acontecer.

O SUCESSO É TREINÁVEL

Digo tudo isso porque uma das coisas que não controlamos são as emoções. Hoje acredito que todas têm função importantíssima na nossa vida, afinal, elas servem para nos proteger. Mas, infelizmente, não somos ensinados a vê-las dessa forma. Somos estimulados, muitas vezes, a controlá-las e a não lidar com elas. Não aceitar nossas emoções, não saber lidar com elas ou resistir/brigar com essas situações de descontrole pode nos afetar, e muito. Em alguns casos, podemos adoecer.

Saber lidar com o controle e o descontrole da vida é importante para atingirmos nossos sonhos e objetivos. Quando não atingimos o sucesso (levando em consideração que cada um entende sucesso de forma única), costumamos nos sentir fracassados e desenvolvemos sentimentos de frustração, rejeição, raiva, medo, estresse, ansiedade, entre outros. O resultado é que deixamos essas emoções comandarem a nossa vida, e cada um reage de uma forma, expressando ou não essas emoções/sentimentos. Em muitos casos, essa dificuldade em lidar com emoções gera doenças emocionais e doenças físicas, que podem ter, sim, causa emocional (vale ressaltar que não é toda doença física que tem causa emocional).

Hoje em dia, infelizmente, é muito comum encontrarmos pessoas que estão manifestando frustração ou angústia através de diversas doenças emocionais, como depressão, pânico, ansiedade etc., por não atingir o que acreditam ser sucesso. Ou até por meio de doenças físicas, as chamadas doenças psicossomáticas, como enxaquecas, herpes, alergias, resfriados frequentes e até doenças mais complexas, como câncer, artrose, fibromialgia etc.

Quando encontro pessoas que não se sentem bem-sucedidas, sinto que elas trazem uma forte sensação de impotência e desvalorização. Somado a isso, há o vazio de não conseguir alcançar o que se deseja, que, por sua vez, causa um turbilhão de sentimentos e pensamentos que se misturam a medo, raiva, tristeza, desânimo, insegurança, incapacidade, pois, a cada tentativa frustrada, damos espaço para que mais monstrinhos venham nos lembrar de que falhamos mais uma vez, e nos fazem questionar se vale a pena continuar tentando.

Acredito que um dos pilares necessários e mais fundamentais para alcançarmos o sucesso é a busca pelo autoconhecimento – algo que a grande maioria das pessoas não recebeu estímulo para se dedicar e entender melhor. Esse é o grande motivo pelo qual as pessoas não conseguem atingir o sucesso, pois precisamos de clareza para seguir os passos do sucesso, e quem traz essa clareza é o autoconhecimento. Por meio dele, saberemos exatamente o que é sucesso para nós, identificaremos qual é a nossa motivação e o que precisamos para manter essa motivação forte o suficiente para continuar a caminhada, garantindo que estejamos na direção correta.

Com isso, conseguimos saber para onde queremos ir e por que queremos chegar a tal lugar. E, quando alcançarmos nosso sucesso, finalmente nos preencheremos com as conquistas e iremos nos sentir plenos e felizes.

O autoconhecimento é um aprendizado para todos nós. Desde pequenos, fomos condicionados a buscar as respostas, as soluções e os caminhos fora de nós. Geralmente, buscamos receitas e fórmulas mágicas. Procuramos em lojas, em coisas e, às vezes, até nas pessoas, como se elas soubessem o que é melhor para nós. Costumo dizer que pulamos a parte principal, o primeiro passo, o mais importante, que, para mim, é o autoconhecimento, capaz de trazer todas as respostas que você procura. Por meio do autoconhecimento, você vai encontrar a força, a coragem, a motivação, o foco, a disciplina e tudo o que for necessário para criar estratégias que se encaixem na sua realidade, na sua personalidade e na sua vida, ajudando-o a atingir todo e qualquer objetivo que você tenha determinado. Afinal, ninguém melhor do que você mesmo para saber o que é necessário aí dentro do seu coração, da sua mente e do seu corpo. Você também entenderá que a vida não vai estar o tempo todo no seu controle, e está tudo bem, porque, por meio do autoconhecimento, você conseguirá lidar de uma forma muito mais leve com as adversidades e os desconfortos que aparecerem. Você vai "assumir o descontrole da sua vida".

MINHA BUSCA POR AUTOCONHECIMENTO

Pense em uma pessoa muito estressada e irritada e multiplique por dez: essa pessoa era eu. Percebi, com o tempo, que eu era mais estressada e irritada do que eu mesma imaginava. As pessoas me falavam isso e quanto mais eu escutava, mais eu me estressava e internalizava essa identidade. Eu não percebia que todo esse estresse estava me consumindo; eu era minha própria vítima e não sabia. Até porque eu achava que eram as pessoas que me deixavam daquele jeito, não percebia que era eu mesma que me permitia viver assim.

POR MEIO DO AUTOCONHECIMENTO, VOCÊ CONSEGUE LIDAR DE UMA FORMA MUITO MAIS LEVE COM AS ADVERSIDADES E OS DESCONFORTOS QUE APARECEM. VOCÊ VAI "ASSUMIR O DESCONTROLE DA SUA VIDA".

GABI ABARACON

De tanto guardar as coisas e não saber lidar com elas, minha vida começou a parecer sem sentido. Até esse momento, eu ainda acreditava que precisava estar no controle de tudo. Com isso, fui somando meus conflitos internos, coisas que eu nem sabia que estavam ali, mas que existiam, e acabei virando uma bomba-relógio. Por vezes, sentia que ia explodir, ter um surto, ficar maluca, e que seria uma ida sem volta. Era uma sensação horrível. Então, finalmente, resolvi procurar ajuda. Já estava em um nível tão louco de estresse que cheguei a ficar doente fisicamente. E não estou brincando. Foram períodos de muita dor e sofrimento na minha vida, e tudo se tornava mais difícil porque eu fazia muita força para que as pessoas não percebessem essa dor. Desenvolvi rinite e sinusite crônicas; teve uma época que fui parar no hospital três vezes na mesma semana com vários sintomas, como dor aguda na lombar, infecção no sangue, entre outras coisas. E, agora, que esse período passou, entendo que era meu corpo pedindo socorro e tentando lidar com o acúmulo de "coisas" emocionais.

Foi difícil procurar ajuda, pois, por muito tempo, eu achava que tinha que dar conta de tudo sozinha – de novo, achava que podia controlar tudo. Coitada de mim! Tive que chegar ao extremo. Mas, ao mesmo tempo em que foi muito frustrante (já não saber mais o que fazer), foi por conta desse processo que comecei a me questionar, olhar mais para mim, e conheci diversas ferramentas de autoconhecimento (como meditação, hipnoterapia, constelação familiar e outras) e fui me tratando. Entendi que eu estava sendo uma Gabriela que não era verdadeiramente eu, mas uma pessoa que buscava se encaixar no que aprendeu que era o "certo", que precisava se proteger, que vivia pelo inconsciente coletivo (traços e crenças que são comuns a todos os seres humanos). Era uma Gabriela infeliz. Foi um processo bastante dolorido, contudo libertador.

O SUCESSO É TREINÁVEL

Identificar as coisas que me faziam mal, perdoar pessoas, inclusive eu mesma por ter me feito muito mal por tanto tempo, por ter sido minha própria vítima sem nem saber, e, principalmente, entender e aceitar que não tenho como controlar tudo, que a vida é incontrolável e está tudo bem, tem sido algo transformador. Porque, a partir desse entendimento, pude aprender maneiras de lidar com o descontrole de uma forma mais leve, sem me cobrar tanto e carregar pesos desnecessários. Confesso que foi, e por vezes ainda é, um processo muito desafiador, mas cada segundo vale a pena.

Hoje, consigo ser quem eu sou e quero ser. Continuo acreditando que podemos melhorar sempre! Mas agora me orgulho e valorizo todo o processo que vivi até ser quem sou. Honro minha história e minhas cicatrizes, e busco sempre liberar o que me faz mal para viver o mais leve possível. Sem tanto peso, tanta cobrança e tanto controle. A vida continua e é normal sentirmos desconfortos. Por mais que a gente lide com esse desconforto de formas diferentes, dependendo do momento em que estamos – por vezes, mais tranquilamente; por vezes, de forma mais irritada –, o importante é estarmos nos cuidando para não chegar a ponto de explodir. Entendi que o sucesso para mim, atualmente, é me permitir e conseguir ser cada vez mais eu mesma. Costumo descrever como "maravigold" essa sensação de ser cada vez mais eu, e é ainda melhor conseguir, por meio da minha transformação, contribuir para que outras pessoas se libertem, sejam elas mesmas e assumam o descontrole de suas vidas também.

ROTINA PARA O AUTOCUIDADO E O AUTOCONHECIMENTO

Um dos maiores aprendizados desse processo foi entender que cuidar de nós mesmos é extremamente importante para nossa saúde física, mental e emocional. Hoje, aprendi que cuidar de mim tem que ser

GABI ABARACON — 6

ENTENDI QUE O SUCESSO PARA MIM, ATUALMENTE, É ME PERMITIR E CONSEGUIR SER CADA VEZ MAIS EU MESMA.

prioridade, e isso não é egoísmo. Se eu não cuidar de mim primeiro, não poderei cuidar das pessoas que amo. E precisa ser uma rotina constante: autoconhecimento tem início e meio, mas nunca tem fim, e, se não continuarmos nossos cuidados e nos observarmos, podemos voltar aos padrões antigos. Por isso, todo dia, tenho momentos meus que eu chamo de autocuidado e manutenção do autoconhecimento.

Minha rotina é a seguinte: beber água (seguindo as indicações ideais de consumo para meu peso/rotina), reflexões por meio de frases e textos, autossugestões poderosas (escolhidas de acordo com a minha jornada, algo que me mantém focada, energizada e confiante), e meditação e/ou auto-hipnose. Também mantenho um diário onde escrevo sobre o meu dia e sobre como me senti em relação às coisas que aconteceram, o que me ajuda a perceber muitas coisas sobre mim, principalmente sobre as mudanças que vão acontecendo no meu interior. Pratico exercícios físicos ao menos três vezes na semana (pensando na liberação hormonal e saúde corpo/mente) e tenho uma rotina de leitura de, pelo menos, trinta minutos diários, em que mesclo leituras de estudo e de lazer. É uma forma prazerosa de ter acesso a novas visões e possibilidades.

Também observo e reconheço muito mais os meus pensamentos e atitudes e busco sempre formas de me expressar melhor, um cuidado que eu não tinha antes. Eu era "a grossa", e agora me coloco muito mais no lugar do outro antes de falar o que penso ou sinto. Antes, adivinhem? Geralmente, era só no choro e no grito. Nesse contexto todo, cuido para não fazer nada em excesso, pois acredito que todo excesso esconde uma falta e pode fazer mal. Digo isso por ver muitas pessoas procurando alternativas demais, se analisando em excesso, apostando que tudo é questão interna e às vezes não é. Por vezes, negligenciamos o óbvio, que é o conjunto sono, alimentação, exercício ou hidratação, e achamos que é só interno. Por isso, procuro equilibrar.

O importante é entender que não existe uma regra, então, devemos usar as ferramentas a nosso favor, de forma saudável. Existe uma linha tênue, e as ferramentas podem acabar nos fazendo mal.

PASSO A PASSO

Um passo a passo que uso e aplico com as minhas mentoradas é o seguinte: autoconhecimento, planejamento, batom da energia e ação persistente. É essencial iniciar o processo olhando para dentro (autoconhecimento), com isso você vai honrar cada passo da sua história, se libertar das amarras do passado e poderá seguir limpa e livre para dar atenção aos próximos passos da sequência. Tendo resolvido o que precisa ser resolvido dentro, o que vier a seguir fará sentido e você se sentirá plena e segura, porque já assumiu o descontrole da própria vida. Podem até surgir outras coisas para melhorar ou novos desejos a conquistar, mas, a partir desse momento, com leveza, sem sofrimento e sensação de que nada dá certo.

Nesse processo, é muito importante você identificar seu momento atual, entender por que você se tornou quem é hoje, qual o motivo de agir da forma que age, descobrir quem é você, quais são as suas características e personalidade, se reconectar com a sua essência por meio da sua criança interior, ressignificar o que precisa ser ressignificado, honrar sua história. Assim, poderá se reconstruir de acordo com o que faz sentido para você e ter ferramentas para continuar. Esses passos que citei são os que utilizo no método ID, metodologia que desenvolvi e aplico na minha mentoria de autoconhecimento.

Você pode começar o seu processo agora, se você quiser, com duas ferramentas simples, porém muito poderosas, que são a reflexão e a escrita. Pare alguns minutos por dia e se dedique a refletir sobre a sua vida, em um primeiro momento, escreva sobre como se sente naquele instante e sobre sua história (escreva como se você estivesse fazendo uma biografia, pense o que não poderia ficar de fora e conte a sua história). Depois, pontue coisas/situações que vierem à sua cabeça que geraram desconforto durante a sua vida. Não precisa lembrar todos os detalhes, apenas vá pensando de acordo com infância, adolescência, vida adulta e vá anotando. Inclua nas anotações como você se sentiu na época (se conseguir lembrar) e como você se sente hoje em relação ao fato, se ainda gera algum desconforto ou não. Em seguida, olhe para cada situação e reflita: *Como aquela situação me ajudou a ser quem sou hoje, o que ela me ensinou?* Ou: *Do que ela me livrou? O que de pior poderia ter acontecido se eu não tivesse vivido essa situação?* Ou: *O que de bom aconteceu na minha vida que poderia não ter acontecido se eu não tivesse vivido essa situação?*

Costumo dizer que toda experiência que vivemos traz um aprendizado ou um livramento, e com essas reflexões você já vai começar a olhar para a sua vida de uma forma completamente diferente. Poderá identificar diversos padrões de comportamento e com isso você também poderá começar a observar quais comportamentos e características suas você gosta e quer manter, quais você não gosta e quer eliminar, e assim conseguir criar estratégias para mudar.

Com essas reflexões, você já alcançará um nível de consciência sobre você mesmo que já vai te ajudar a lidar de uma melhor forma com os descontroles do dia a dia, tanto os internos quanto com os externos. E, caso você queira aprofundar o processo, poderá procurar ajuda de algum profissional para te auxiliar.

No segundo passo, você precisa se planejar, ser o mais específico possível, uma ferramenta muito legal para ser usada neste passo é a 5W2H (sigla em inglês que significa: "o quê" [*what*] – objetivo/meta; "onde" [*where*] – local; "por quê?" [*why*] – motivo/benefício; "quando" [*when*] – data/cronograma; "quem" [*who*] – responsável; "como" [*how*] – atividades/processo; e "quanto" [*how much*] – custo ou quantidade). Para essa ferramenta, é legal você pegar uma folha de papel e anotar essas respostas. Assim, você terá clareza de quais serão as etapas necessárias para alcançar o objetivo em questão. Com isso, consegue dividir o que precisa para cada momento, planejar as ações e executá-las. Então, ao ter as ações necessárias em cada etapa que identificou, seguindo o planejamento, você conseguirá chegar aonde quer.

Já o terceiro passo é criar estratégias para você recorrer nos momentos de desânimo – sim, somos humanas e às vezes vamos arriar. Lembre que não temos controle sobre tudo, certo? E, nesses momentos, às vezes, nossa cabeça parece não funcionar. Por isso, é importante já ter essas ferramentas preparadas: uma *playlist* animada para ouvir, assistir a um vídeo motivacional, dedicar um tempo a um *hobby*, o que fizer sentido para você.

E por último, porém não menos importante: a ação persistente. Siga o planejamento até conseguir. Persistir é mudar de estratégia quando uma não estiver fluindo e seguir **até** dar certo. E se bater o desânimo, recorra às estratégias do passo três. De novo, lembre-se: tudo bem não termos o controle sobre tudo. O importante é saber lidar com o imprevisível.

Outro ponto importante: persistir é diferente de insistir. Quando você insiste, mesmo sabendo que determinada estratégia não está dando resultados, você fica apenas repetindo uma ação, sem mudança. E persistir é outra coisa: é perceber que não está tendo resultados, mudar a sua estratégia e continuar com o mesmo objetivo. Afinal, já temos certeza e clareza de qual é a meta final, pois nosso autoconhecimento nos confirmou que é isso que queremos.

Lembre sempre que o sucesso é algo muito particular e que só você pode saber o que isso significa para você. Portanto, dedique um tempo a se entender, conhecer a si mesmo, saber o que faz bem e o que não faz, aceitar o descontrole e que está tudo bem não ser igual a todo mundo. Você não precisa necessariamente desses padrões. Você perceberá que vai conseguir ser feliz e alcançar o sucesso quando se libertar disso tudo e usar o autoconhecimento a seu favor.

Costumo dizer que autoconhecimento é liberdade, é você ter cada vez mais clareza de quem você é, de quem quer se tornar e poder ser essa pessoa independentemente de qualquer coisa. É a liberdade de ser e ter o que você quiser, é se libertar de tudo que você achava que era seu e descobre que não é. Autoconhecimento é a liberdade de ser quem você é e quem você quer ser, mesmo com, e apesar de, todo o descontrole da vida! Que tal assumir o descontrole da sua vida também?

CAPÍTULO 7

GABI ARCHETTI

Gabi Archetti, 26 anos, é nascida e criada em Pato Branco (PR). Hoje, reside na capital paulistana. É mãe do Pedro, que nasceu quando ela era adolescente, e é noiva do Eduardo. Tem uma empresa no ramo do *branding* e marketing digital.

NÃO PEÇA LICENÇA PARA SER VOCÊ: CONFIANÇA E POSICIONAMENTO GERAM SUCESSO

Muitas pessoas vivenciam problemas relacionados ao medo. Medo de falar, de usar a voz, de se comunicar e se posicionar exatamente como gostariam de ser. Isso porque, em um mundo cheio de moldes e regras de certo e de errado, em que é preciso se encaixar nesse padrão para ter sucesso, as pessoas muitas vezes têm medo de ser o que de fato são. Elas têm medo do julgamento: deixam de ser o que gostariam de ser por causa do que os outros vão dizer. E esses dois medos estão associados também ao medo de viver. Enquanto não vivermos sendo 100% nós mesmos, não estaremos vivendo por completo. E esse medo se atrela a outro problema, que é a falta de clareza. Ou seja, tudo fica uma confusão.

"Clareza traz resultados." Criei essa frase positiva e gosto muito de usá-la porque vivemos em um mundo onde as pessoas não têm clareza de quem são, do posicionamento que querem adotar, um posicionamento único e autêntico que cada pessoa tem dentro si, pois estão muito preocupadas com o olhar que vem de fora e do julgamento dos outros. E com isso, com o medo e com a falta de clareza a confiança diminui, o que faz

O SUCESSO É TREINÁVEL

com que as pessoas não tomem atitudes ousadas. Digamos que um dos grandes temperos da vida é ter atitudes ousadas. A falta de confiança impede atitudes, ações e entrada no "campo de batalha". Isso, consequentemente, diminui nossa autoestima e não nos traz resultados. Afinal, uma pessoa que não tem confiança não consegue agir.

Outros dois problemas que percebo, também, são a pressa e a falta de atenção. Pressa em viver, pressa no dia a dia, pressa que gera falta de atenção. Atenção na jornada, que se aprende durante a caminhada. Digo isso por experiência própria. Quando engravidei, aos 15 anos, tive que aprender a aprender. Eu não estava preparada, mas tive que me preparar durante o processo. E percebo que essa preparação passa por entender que é preciso estar atento aos detalhes da vida, no que a vida tem para nos ensinar a todo o momento. As pessoas ficam tão ansiosas que, muitas vezes, desistem dos seus projetos no meio do caminho por não entenderem a jornada.

Quando não conseguimos atingir nossos objetivos nem alcançamos o sucesso no nosso projeto, somos tomados por vários sentimentos. O primeiro é a incapacidade. Isso acontece quando as pessoas se acham inúteis, desprovidas de inteligência, talento ou dom. Quando acreditam que não nasceram capazes de realizar grandes coisas. A incapacidade está associada ao fracasso, sentimento que nos faz olhar no espelho e

AS PESSOAS FICAM TÃO ANSIOSAS QUE, MUITAS VEZES, DESISTEM DOS SEUS PROJETOS NO MEIO DO CAMINHO POR NÃO ENTENDEREM A JORNADA.

dizer: "A minha vida é um fracasso, meu relacionamento é um fracasso, as minhas amizades, a minha comunicação; eu sou um fracasso". Isso acontece porque fomos fracos em alguns momentos da vida, ou seja, não tivemos disciplina, não força e, em alguns casos, achamos que a vida não é justa conosco.

Em seguida, surge o sentimento de injustiça. Achamos que a vida não sorriu para nós nem vai sorrir. Achamos que tudo acontece por algum motivo e que é para ser desse jeito – então, aceitamos. Porque existem algumas pessoas que têm sucesso e outras que não têm. Associado a tudo isso, paramos de achar que certas coisas são possíveis. Quando éramos crianças, sonhávamos com muitas coisas, mas perdemos a fé. Passamos a achar que essas coisas não são para nós, que nunca vamos prosperar na vida e paramos de acreditar que as coisas vão melhorar.

MOTIVOS PARA O FRACASSO

São vários os motivos para não atingirmos nossos objetivos e cultivarmos os sentimentos que descrevi anteriormente. Vou falar daqueles que, para mim, são os mais importantes:

1. AMBIENTE

O ambiente é um desses motivos. Estar em um ambiente, um lar, um trabalho, em uma instituição que vá contra o que você acredita e contra sua visão de vida é difícil. Porque, apesar de as pessoas não terem muita clareza sobre quem são, elas foram criadas com um molde do que acreditam sobre a vida, sobre o que é certo e o que é errado. Então, muitas vezes, estar em ambientes que não condizem com o que é valor para você é inegociável dentro do coração. Esse é um fator que desmotiva as pessoas no seu dia a dia.

2. CONFORMISMO

Outro motivo é o conformismo com a vida. As pessoas que aceitam o que acontece não avançam. Acredito que devamos ser eternos inconformados. Não insatisfeitos com a vida, mas inconformados no sentido de sempre querer evoluir mais e mais, em todos os âmbitos – na vida íntima, familiar, profissional e espiritual. Eternos inconformados para continuar na nossa jornada evolutiva e crescer, e continuar sempre aprendendo com a vida.

3. RELACIONAMENTO

O terceiro motivo são os relacionamentos. Acredito muito que o nosso posicionamento, seja ele pessoal, seja ele profissional, está totalmente associado à pessoa que caminha do nosso lado – nosso parceiro ou parceira. Se as pessoas estão em um relacionamento ruim, o "posicionamento" delas é ruim. O que quero dizer com isso? Acredito fortemente que você não consegue "pegar tração" para alcançar os seus objetivos porque a pessoa que está do seu lado não torce por você, não te impulsiona, não é parceira.

4. FALTA DE CLAREZA

Também há a falta de clareza. Existe uma perguntinha dentro da minha área de especialidade, o *branding* (gestão de marcas pessoais ou empresariais), que eu diria que serve, inclusive, como pontapé inicial para esse item: *Como você quer ser visto? Ou como você quer que sua empresa seja vista?* Pergunta simples sem ser simplória, porque tem várias vertentes. Tem a ver com a direção que você vai decidir tomar na sua vida. Por exemplo, no meu caso, como eu quero ser vista? Como a maior especialista de *branding* do Brasil. A minha resposta é clara e específica. A decisão já foi tomada aqui. Então, já tenho a minha direção, é só seguir.

Sem responder essas questões e obter clareza, outros motivos vão te impedir de alcançar o sucesso: falta de foco, de coragem, de disciplina. Mas acredito que, para ter tudo isso, primeiro é preciso ter clareza. Sem isso, para onde vai o seu foco? E tudo em que a gente foca na vida expande. Eu mesma já fui auxiliar de dentista, maquiadora, trabalhei com shiatsu facial, fui fisioterapeuta, trabalhei com marketing e me especializei em *branding*. Quando foquei no *branding*, ou seja, em uma "única coisa", entrei em uma crescente profissional. Pois meu objetivo era claro e tracei metas para atingir meus sonhos. Por causa da clareza, consigo ousar nas minhas atitudes e isso me faz crescer.

5. FALTA DE AUTENTICIDADE

Outro motivo é a falta de autenticidade. Se você olha demais para os outros, não olha para si e acaba virando uma cópia. Só que você não nasceu para ser uma cópia. Você nasceu para ser exatamente você.

6. FALTA DE CORAGEM E ATITUDE

E, por fim, falta de coragem e de atitude: as pessoas não arriscam muito. Elas não têm coragem de errar, cair e levantar. As pessoas normalmente são fracas, não ousam, não investem tempo, não arriscam a pele para conquistar seus objetivos. Quanto a isso, deixo uma provocação para você refletir: *Dentro dos seus valores e crenças, o que você está disposto a fazer? Qual será a atitude que você vai tomar para alcançar seus objetivos?* Ninguém que teve sucesso na vida deixou de fazer um grande ato de coragem para alcançar tudo o que precisava.

O SUCESSO É TREINÁVEL

NINGUÉM QUE TEVE SUCESSO NA VIDA DEIXOU DE FAZER UM GRANDE ATO DE CORAGEM PARA ALCANÇAR TUDO QUE PRECISAVA.

CLAREZA E CONSISTÊNCIA

Frases, para mim, são como mantras, e carrego dentro de mim inúmeros mantras – pessoais e profissionais. Uma das mais importantes para o meu dia a dia é: "O jogo do sucesso é o jogo da clareza e da consistência". Sem clareza na decisão e na direção, você não tem resultados, pois não sabe onde colocar seu foco para que você seja, de fato, consistente. Consistência e treinamento são fundamentais. E, para tudo isso caminhar junto, você precisa saber o motivo para se manter consistente – ou seja, a clareza dará a você a força necessária para se manter no caminho correto.

Até os meus 21 anos, fui me movimentando como conseguia. Por causa dos ambientes tóxicos e relacionamentos ruins nos quais me encontrava, eu me anulava. Foi um período em que eu estava feliz de ter meu filho nos braços e sentia que estava no caminho certo como mãe. Porém, ao mesmo tempo, sentia muita dor em estar num relacionamento abusivo – no qual eu era xingada e ameaçada –, em que eu não tinha identidade.

Mas ser mãe me trouxe uma força e uma vontade de virar o jogo! Percebi que precisava estudar e me arriscar. Precisava construir minha identidade e minha carreira. Acredito que meu ponto de virada ocorreu aos 21 anos, quando comecei a ler sobre empreendedorismo, mentalidade e me aprofundar mais no mercado digital, e quando entendi também que esses movimentos só dependiam de mim – ninguém faria por mim e não adiantava ficar culpando o Universo ou o fato de ter engravidado jovem para me vitimizar e não agir.

Depois que consegui me libertar do relacionamento abusivo, decidi focar 100% em mim. Comecei a sair da minha cidade para fazer cursos e foi então que passei a ter contato com pessoas e ambientes diferentes, que foram mudando minha percepção sobre as coisas e sobre o mundo. Sou de uma cidade pequena chamada Pato Branco, no interior do Paraná. Pegar um ônibus e chegar a Curitiba, São Paulo ou Santos era uma grande aventura para mim! E eu ia de ônibus mesmo, encarava dezesseis horas de viagem para chegar a São Paulo, por exemplo, pois minha cidade natal só ganhou um aeroporto no final de 2019.

E as mudanças começaram a acontecer ali. Assim que tirei as vendas dos meus olhos – vendas essas que foram colocadas pelas pessoas que julgavam que eu não conseguiria nada na minha vida por ter sido mãe tão jovem –, comecei a alcançar o meu sucesso. Tudo começou com essas microatitudes: viajar, me arriscar em cidades grandes, estudar, conhecer pessoas muito diferentes do meu círculo familiar e de amizades. Eu estava fazendo o investimento certo. Tudo isso me fez ir ao encontro das respostas para perguntas "por quê" e "por quem" (ambas associadas ao propósito e à clareza). E, quando percebi que todas as minhas atitudes, fossem grandes ou pequenas, precisavam ser consistentes, parei de ouvir os outros e comecei a ouvir a mim. Ao fazer isso, coisas maravilhosas começaram a acontecer. Quando a gente muda, as coisas acontecem. Comecei ali a minha busca eterna pela diferenciação.

O SUCESSO É TREINÁVEL

Esse caminho é fácil? Não, mas é possível. Se formos fortes, conseguimos desenvolver a capacidade da antifragilidade. Ser antifrágil é uma característica que aprendi e passei a desenvolver com o Joel e é algo muito importante para mim. Eu sabia, antes de conhecer o Joel, que eu era resiliente, pois eu caía e me levantava – e isso já tinha acontecido muitas vezes na minha vida. Porém, com o Joel, aprendi que cair e levantar não é o suficiente, pois você volta para o lugar em que estava antes. O importante não é ser resiliente, mas ser antifrágil: cair e voltar melhor do que antes. E esse aprendizado foi ótimo, pois me tornei mais forte. Hoje, opiniões e desafios não me abalam, e, quando encontro desafios e dificuldades ou tombos, volto mais fortalecida do que antes.

HÁBITOS FUNDAMENTAIS

Para mim, treinar minhas principais habilidades depende de cinco hábitos: consciência, atitudes diárias, afirmações, planejamento e estudo.

O primeiro é a consciência de saber onde se está. É um trabalho diário, somos adultos e temos maturidade para entender que é preciso trabalhar muito e que as coisas não "vão cair do céu". E, com isso, você também entende a sua jornada, que você precisa continuar a caminhar, porque é assim que o sucesso chega. E isso é um processo diário.

O segundo são as atitudes diárias. Não adianta você ter grandes atitudes apenas. Para chegar ao seu sucesso, você precisa de uma junção de grandes passos ousados e pequenas atitudes consistentes. Pequenas atitudes como estar na sua rede social marcando presença, seu posicionamento, enfim, tudo isso te ajuda na pirâmide dos resultados.

O terceiro são as afirmações diárias do que a gente quer alcançar, do que a gente quer para a nossa vida, sobre a nossa própria autoimagem.

No final das contas, a nossa maior batalha sempre vai ser contra nós mesmos. Por isso, crie frases fortes de acordo com os seus objetivos, como mantras, e repita-os sempre.

O quarto hábito é o planejamento. Não consigo enxergar um caminho sem planejamento. Mesmo que haja imprevistos, porque "imprevistos também são previstos", o planejamento pode ser replanejado no meio do caminho. Mas, sem planejamento, as coisas não fluem na direção do equilíbrio de todas as funções.

E, por fim, o estudo. Eu estudo todos os dias, sem falta. Sem isso, enfraqueço. Estudo com livros, vídeos, cursos on-line, com o que eu puder aprender. Mas faço, todos os dias.

PRINCÍPIOS QUE ME NORTEIAM

Existem quatro princípios que me fizeram alcançar meus objetivos e meu atual sucesso. São as perguntas: *Como você quer ser visto?*; *Por quem você faz o que faz?*; *A pirâmide dos resultados*; e *O abismo da diferenciação*.

A primeira é a perguntinha que citei no início do capítulo: *Como você quer ser visto?*. É aí que você tem que iniciar, pois tem a ver com decisão, direção e identidade. Em qualquer passo a passo, eu diria para as pessoas começarem por essa pergunta.

Depois, o próximo passo seria responder: *Por quem você faz o que você faz?*. Essa resposta vai motivar você a fazer o que tem que ser feito todos os dias, independentemente se for madrugada ou se você estiver cansado. Se você não sabe por que você faz e por quem você faz, você simplesmente não faz.

O terceiro ponto tem a ver com *A pirâmide dos resultados* (uma teoria criada por mim). Nessa pirâmide, imagine três pontos de importância:

O SUCESSO É TREINÁVEL

entrar em ação (pequenas ou grandes ações) x a cada ação você ganha mais confiança x assim conquista seus resultados (pequenos ou grandes). A pirâmide é uma espécie de ciclo virtuoso para o sucesso. Esses três pontos se retroalimentam e fazem uma tração positiva para você caminhar no sentido correto. Uso a pirâmide como uma ferramenta que consiste em microatitudes diárias que geram confiança, que, por sua vez, geram mais resultado, e, por fim, geram mais atitudes. Por exemplo, eu não falava em público até 2018, por medo e insegurança. Mas encarei esse desafio e venci. Tornei-me palestrante e influenciadora nas redes sociais. Fiz isso com **microatitudes** que me geravam mais **segurança/confiança** e que me trouxeram resultados.

Algumas dicas que funcionaram comigo e podem ajudar você no seu processo. Como treinar a confiança dentro da área da comunicação, que era o meu desafio pessoal?

1. Estude e leia todos os dias;
2. Estruture suas ideias e teorias explicando esse conteúdo para a sua família;
3. Assim que aprender algo, ensine a alguém;
4. Faça *lives* sobre o que aprendeu;
5. Entre em grupos de empreendedores para treinar; e
6. Grave vídeos sobre o conteúdo que estudou e que quer dominar: escreva o roteiro, treine em voz alta, sinta-se bonito e grave.

Essas dicas irão ajudar você a se comunicar melhor, ter mais segurança para emitir suas opiniões e ser bem-sucedido na sua comunicação, algo extremamente importante em qualquer negócio. A confiança também é treinável, assim como o sucesso.

E, por último, *O abismo da diferenciação*, que é o que vai de fato te posicionar como único e autêntico. Precisamos criar nossas coisas, levantar nossa bandeira e não copiar os outros. Precisamos criar nossa identidade, nossos valores, e construir nosso "monte" de forma consistente para fincar bem nossa bandeira. Assim, as pessoas que tentam nos copiar nunca conseguirão escalar essa montanha para ser o que somos, elas vão cair no "abismo" de quem copia, de quem não tem personalidade.

Por isso, aja! Comece agora. Na minha cabeça, não existe nenhuma possibilidade de eu não agir. Porque sei que só é possível conquistar meus sonhos e objetivos com atitudes consistentes e planejadas. Só depende de mim. Apesar de caminharmos em conjunto com outras pessoas, a nossa jornada é solitária. E quero terminar a minha vida marcando a vida das pessoas. Então, uma das perguntas que eu me faço e proponho que vocês se façam também é: *Qual marca vocês querem deixar na vida das pessoas?* O sucesso está em você, só depende de você. Tenha atitude, todos os dias! Vamos?

NO FINAL DAS CONTAS, A NOSSA MAIOR BATALHA SEMPRE VAI SER CONTRA NÓS MESMOS.

CAPÍTULO 8

GEORGE JEAN PAPAGEORGIOU

Apaixonado por viajar, viver aventuras e explorar o desconhecido, é filho de imigrantes gregos e pai da pequena Sofia. Formou-se em Engenharia Mecânica pela Universidade Estadual de Campinas (Unicamp) e trilhou carreira nas áreas de vendas e trade marketing dentro de empresas multinacionais. Em 2015, idealizou e realizou o 1º Congresso Online de Trade Marketing do Brasil. Atualmente, é sócio da DOC Consulting e especialista em precificação estratégica.

NÃO ACEITE A SITUAÇÃO ATUAL. VOCÊ PODE TER SUCESSO

Você estudou em ótimas escolas. É inteligente, possivelmente fala muitas línguas. Trabalhou nas melhores empresas. Pode ter tido bons salários e benefícios. Teve uma boa carreira e talvez nunca tenha passado por dificuldades financeiras. Ao mesmo tempo, sente-se como se nunca tivesse alcançado a verdadeira excelência e o verdadeiro sucesso. Você está incomodado porque sua carreira nunca foi ótima, foi apenas boa. Você tinha tudo para ter sucesso, mas algo faltou, algo te impediu de chegar ao topo.

Olhando para trás e analisando os passos dados, você deve se perguntar o porquê. Não foi falta de inteligência ou de conhecimento, isso você tinha de sobra. Não foi dedicação e empenho, já que você trabalhava mais de doze horas por dia. Mas, mesmo assim, em determinado momento, sua carreira estacionou, começou a andar de lado, patinar. Ou até mesmo regredir. Pode ser que algumas decisões tomadas não tenham sido as melhores. É possível que tenha faltado disciplina e priorização. É provável que em alguns momentos tenha faltado habilidade política. Talvez tenha faltado um mentor, alguém que o direcionasse e

O SUCESSO É TREINÁVEL

o fizesse perceber com clareza em que você deveria focar, em que deveria colocar esforço inteligente, quais habilidades faltavam para jogar o jogo corporativo.

Então, por conta dessa situação, você está sofrendo algumas dores. Uma delas é a cobrança social, quando você percebe alguns dos seus pares conseguindo um sucesso que você não alcançou. Outra dor é a infelicidade. Aquela sensação de que não há mais prazer em fazer aquele trabalho. Aquela sensação de que você está fazendo o mesmo tipo de trabalho que fazia há dez anos. Finalmente, o cansaço psicológico, o esgotamento, a falta de vontade. Isso derruba seu desempenho e coloca você ainda mais longe de superar essa situação. E como consequência disso tudo, você corre o risco de perder o emprego. O tempo vai passando e você sente que está ficando para trás. Quem não entrega resultados extraordinários acaba sendo descartado.

No mundo corporativo, ter verdadeiro sucesso geralmente significa estar entre os 5% melhores, progredir na carreira com velocidade e sempre ganhar mais responsabilidade, mais complexidade da sua função, e, com isso, melhor remuneração. Aprender, dominar a sua área de atuação, a ponto de entregar resultado com rapidez e facilidade, isso também é sucesso. Se você não alcança esse sucesso, o sentimento é de derrota, de não ter dado o máximo, de estar sendo ultrapassado. O sentimento é de que você está envelhecendo e vai ter que aceitar esse padrão inferior de performance.

Mas não! Não pode ser assim, você **não** precisa aceitar esse sentimento de derrota. Vou compartilhar, neste capítulo, aprendizados e dicas que podem fazer você alcançar resultados extraordinários. Com clareza, motivação, método, disciplina e orientação, você terá condições de alcançar o sucesso.

O QUE PODE ESTAR FALTANDO

Antes, quero falar de alguns pontos que podem estar atrapalhando a sua jornada e sobre os quais você precisa ficar atento.

Primeiro: Talvez você esteja precisando de uma meta audaciosa, vinculada a uma motivação verdadeira para atingi-la. Se você não tiver um sonho e uma razão para querer muito alcançar esse objetivo, se não tiver algo que faça você lembrar todos os dias da importância de continuar buscando o resultado, terá mais dificuldades em chegar ao sucesso.

Segundo: O processo será mais difícil se você não tiver um plano ou um método. Para alcançar um resultado extraordinário, que levará você ao sucesso, é preciso desenhar a estrada e o método para percorrer esse caminho. A maioria das pessoas escolhe o método errado. Por desconhecimento, ou pior, por não querer sair da zona de conforto. É nesse momento que um mentor faz a diferença. Pode ser um treinador, um médico, um nutricionista, um chefe, um amigo experiente, alguém que ajude você a traçar o plano e fazer as escolhas necessárias. A maioria das pessoas não entende o valor de ter um mentor e busca o sucesso por conta própria.

PARA ALCANÇAR UM RESULTADO EXTRAORDINÁRIO, QUE LEVARÁ VOCÊ AO SUCESSO, É PRECISO DESENHAR A ESTRADA E O MÉTODO PARA PERCORRER ESSE CAMINHO.

Terceiro e último: Pode estar faltando disciplina para seguir o método, para não abandonar o plano no meio do caminho. Irei falar mais sobre essa questão da disciplina e compartilhar com vocês dicas e sugestões.

O SUCESSO COMEÇA QUANDO TEMOS UMA META AMBICIOSA

Tenho uma expressão que me ajuda muito a definir o processo de alcançar objetivos: "Quem tem meta tem método". Esta expressão ajuda a explicar minhas atitudes e escolhas, e o nível de disciplina que tenho utilizado recentemente em algumas áreas de minha vida. Se realmente quer atingir uma meta, é necessário que você tenha um método eficiente. Só a meta não adianta. Para se ter sucesso, é preciso aplicar com disciplina um método que vai levá-lo a atingir a meta estabelecida. Tão simples quanto isso.

Quando uma pessoa é disciplinada, isso chama a atenção dos outros e chega até a incomodar. Você vai a um *happy hour* e não ingere bebida alcoólica, por exemplo. As pessoas ficam inconformadas, perguntam o que você tem, se está doente ou tomando remédio. A minha resposta é: "Quem tem meta tem método". Gosto muito desta expressão, mas reconheço que ela é insuficiente para denotar a grandeza do que é ter sucesso. E talvez ela seja dura demais para ajudar quem está angustiado. Mas é a expressão que mais me representa.

MEU MAIOR DESAFIO

Quero compartilhar uma das experiências mais importantes que tive na vida e na qual apliquei meu mantra "Quem tem meta tem método". Foi quando realizei, em 2018, o Conexão Trade Online, o 1º Congresso

Online de Trade Marketing[1] do Brasil, com mais de 35 palestrantes e cinco mil inscritos. Considerando a realidade do mundo digital na época, foi um resultado extraordinário. Vou contar essa história para que você entenda o que eu quero dizer quando menciono a importância de ter um sonho, método e disciplina.

Tudo começou em setembro de 2017 com uma visão. Eu havia saído do mundo corporativo e já atuava como consultor independente havia dois anos. Meus primeiros anos como consultor foram muito bons financeiramente, mas eu estava preocupado. Apesar de me sentir pleno entregando os projetos de consultoria e agregando valor às empresas que me contratavam, eu estava preocupado porque o negócio de consultoria não parecia ser escalável. É muito difícil escalar quando a natureza do seu negócio consiste em vender o seu tempo. O dia tem apenas 24 horas e algumas delas precisam ser alocadas para prospecção, preparação de propostas, negociação, e também descanso, recuperação, reciclagem de conhecimentos, convívio familiar e lazer. Eu estava convencido de que o caminho para obter escala seria atuar no universo on-line, mas ainda não tinha claro como fazer isso.

Além dessa preocupação, algo me incomodava na minha carreira como um todo. Apesar de ter tido um razoável sucesso e reconhecimento nas empresas pelas quais passei, eu sentia que ainda não tinha obtido um sucesso verdadeiramente extraordinário. E, em um fim de semana daquele setembro de 2017, quando eu participava de um evento presencial de trade marketing no Costão do Santinho, em Florianópolis, me veio a grande ideia, a grande visão: lançar um congresso on-line de trade marketing, o primeiro

---

1 Trade marketing é a área das empresas responsável pela implementação das estratégias de marketing e vendas nos canais de distribuição e nos pontos de venda. Esta disciplina foi inicialmente desenvolvida em indústrias de bens de consumo, mas tem se expandido para outros segmentos e para empresas varejistas.

O SUCESSO É TREINÁVEL

com esse formato realizado no Brasil. Era isso que eu tinha que fazer, era essa minha missão, minha meta audaciosa.

Um congresso on-line que permitisse que os melhores *experts* pudessem palestrar para todos os profissionais interessados no tema, independentemente de onde estivessem e de forma gratuita. O conteúdo seria de primeira qualidade, desenvolvido a partir de uma "espinha dorsal" que eu tinha condições de construir com base em minha experiência. Os palestrantes seriam executivos com experiência prática e as palestras seriam verdadeiras aulas, mostrando o passo a passo de como implementar trade marketing nas empresas, do estratégico ao operacional. E aquilo se transformou na minha meta e na minha obsessão.

Eu tinha três motivações. A primeira, pessoal, pensando no meu desenvolvimento, na minha necessidade de entrar no mundo dos negócios on-line, de marcar presença nesse universo dos lançamentos digitais, de adquirir a habilidade que me permitiria sair do modelo de negócios de vender horas. A segunda, a possibilidade de captar aliados, parceiros e palestrantes e fazer com que conteúdo de qualidade sobre trade marketing chegasse à maior quantidade possível de pessoas, de profissionais da área, independentemente da empresa, do cargo e da localização geográfica. A terceira e última era a certeza de que aquele era o meu chamado. E eu tinha um sentimento de que, se eu não fizesse, alguém faria na minha frente. Eu não podia deixar isso acontecer. Eu tinha que ser o primeiro. Tinha chegado a hora de eu fazer algo memorável.

Eu já tinha a meta e a motivação. Precisava de um método. Comprei e estudei com seriedade e intensidade os principais treinamentos sobre "lançamentos digitais" disponíveis no mercado. Em determinado momento, no entanto, ficou claro que eu precisava de uma orientação mais específica. Precisava de um mentor, de um treinador, de um orientador que já tivesse realizado congressos on-line e que pudesse me mostrar o caminho de forma prática e assertiva.

O meu objetivo era grandioso e eu sabia que precisava de um mentor à altura. Por isso, encontrei uma mentora com o perfil e a experiência que eu queria e me entreguei com enorme motivação ao projeto. Poderia escrever um capítulo inteiro só sobre essa experiência, os checklists de implementação, os contatos com os palestrantes, o desenvolvimento da espinha dorsal do congresso, o aprendizado de ferramentas de marketing digital, a dificuldade em gravar e editar vídeos... Resumidamente, digo que a organização do evento custou quatro meses de muita dedicação. Se eu não tivesse certeza de que aquele era o projeto mais importante da minha vida, não teria conseguido. Muitas pessoas me ajudaram, incorporando-se ao projeto até voluntariamente. Agradeço a todos.

Em alguns momentos, fiquei esgotado, me faltou energia, me faltou força, mas nunca me faltou disciplina para seguir os passos e fazer tudo dar certo. De onde veio essa disciplina? Uma parte veio da responsabilidade, pois eu já tinha me comprometido com os inscritos, com os palestrantes, com todos que me seguiam nas redes sociais. Outra parte veio das minhas três motivações citadas anteriormente – dominar o universo on-line; conectar conhecimento e pessoas; e certeza no propósito. Na semana da realização do congresso, a adrenalina foi incrível, um misto de nervosismo e ansiedade, foi extasiante. Foram sete dias de congresso, sete dias de uma sobrecarga de emoções, desde a satisfação pelo que estava acontecendo, passando pelas frustrações de nem tudo ter saído perfeito, até o cansaço intenso. Mas, no final, a grande realização: atingi meu objetivo. Consegui deixar uma marca.

O SUCESSO É TREINÁVEL

Independentemente do resultado financeiro desse meu primeiro congresso on-line, a experiência foi absolutamente compensadora, pelo aprendizado, pela exposição, pelo legado, que foram mais do que suficientes para compensar o investimento. Passados alguns anos do evento, continuo sendo lembrado pelo Conexão Trade Online. Continuo sendo lembrado por ter feito algo incrível em uma época em que ninguém fazia nada parecido. Eu me reposicionei como marca, fortaleci minha autoridade e meu networking. Minha imagem passou a ser reconhecida como de um realizador. As raízes do que criei continuam firmes. As conexões que fiz naquela época continuam fortes.

OS SEIS PILARES PARA ATINGIR RESULTADOS DIFERENCIADOS

Depois de algum tempo, percebi que alguns elementos aprendidos na realização do evento se repetiam sempre que eu conseguia atingir um resultado diferenciado. Por isso, eu os agrupei em seis pilares fundamentais e desenvolvi a metodologia dos 6Ms:

Pilar #1: Meta. Tudo começa com a definição do que é sucesso. Qual é o objetivo audacioso que você estabeleceu para si? Precisa ser algo que você nunca fez, ou que não faz há muito tempo. Sucesso é alcançar esse objetivo, essa meta. Exemplos: escrever um livro, emagrecer vinte quilos, conseguir um emprego na empresa de seus sonhos, correr uma maratona, realizar um congresso para mais de cinco mil pessoas etc.

Pilar #2: Motivação. Tenha claro o motivo pelo qual você definiu essa meta. Por que atingir esse objetivo é tão importante para você? O que está por trás? Saúde? Reconhecimento? Autoestima?

Pilar #3: Método. Você precisa estabelecer **como** alcançar esse objetivo. Quais são os passos, quais são os comportamentos, quais são os hábitos, quais são os indicadores a serem monitorados, quais são as premissas, quais as rotinas necessárias para atingir essa meta? O que tem que ser feito todos os dias? O que não pode ser flexibilizado? Quanto tempo será necessário seguindo esse método?

Pilar #4: Muita disciplina. O mais importante de todos. Não basta ter um bom método, é preciso ter disciplina para seguir esse método à risca. Precisa ter disciplina para evitar, ou até mesmo ignorar, as influências externas que ficarão te testando o tempo todo. Tem que ter disciplina para se lembrar da Motivação e para não abandonar o Método.

Pilar #5: Métricas. Estabelecer indicadores que possam ser medidos e utilizados para monitorar o progresso, para entender se o método está funcionando ou se precisa de ajustes. É muito simples, você mesmo pode definir suas métricas. Por exemplo, se sua meta é emagrecer, sua métrica pode ser a redução de determinada quantidade de peso por semana. Se você quer escrever um livro, sua métrica pode ser a quantidade de páginas escritas por dia.

Pilar #6: Mentor. Se você tiver o suporte de um mentor, um treinador, um orientador, o seu sucesso tende a ser alcançado mais rapidamente. Escolha alguém que já tenha percorrido o mesmo caminho, e, sobretudo, que tenha o compromisso de te acompanhar na jornada.

O SUCESSO É TREINÁVEL

DESENVOLVENDO HABILIDADES PARA O SUCESSO

Quais são as habilidades que precisam ser treinadas para nos levar ao sucesso? Costumo utilizar uma técnica que aprendi através do livro *O poder da alta performance*, de Brendon Burchard, da Editora Objetiva. Segundo o autor, para ter alta produtividade, primeiro, é necessário ter claro qual é a meta ambiciosa que você está buscando. A partir dessa meta, você deve desenhar **os cinco principais movimentos** a serem realizados para levar você da situação atual até o objetivo. A trajetória precisa ser quebrada em cinco grandes etapas – é um exercício de clareza e de planejamento.

A partir daí, é preciso identificar quais são as habilidades absolutamente necessárias para ter sucesso em cada uma dessas etapas. Brendon afirma que você precisa ficar "insanamente bom" nessas habilidades-chave, necessárias para percorrer essa trajetória com sucesso. Não são quaisquer habilidades, são aquelas que vão permitir que você percorra com excelência as cinco etapas. E não basta ficar bom. Precisa ficar excepcionalmente bom. Resumindo: primeiro, você tem que ter clareza de quais são essas habilidades, que serão diferentes de acordo com seu objetivo, e depois treinar muito.

Venho exercitando essa técnica e desenvolvendo hábitos para treinar as habilidades necessárias. Para citar um exemplo, tracei como meta desenvolver o melhor programa de capacitação em precificação estratégica do Brasil. Desenhei um plano para atingir esse resultado, que passa por realizar parcerias com as melhores instituições do mundo. Mas o primeiro passo é aprofundar meu conhecimento conceitual e prático no assunto. Por mais conhecimento e experiência que eu tenha, preciso mudar de patamar. Para isso, defini algumas atividades iniciais, como, por exemplo: (i) Estudar as três principais obras sobre o assunto publicadas no mundo – conhecimento técnico específico; (ii) Desenvolver pelo menos três cursos on-line a partir dessas obras e testá-los no mercado – adquirindo prática em roteirização de cursos on-line, prática em falar para a câmera etc.; e (iii) Lançar uma mentoria em precificação estratégica para empresas e executivos do meu público-alvo. Estas atividades suportam meu plano e me garantem adquirir as habilidades necessárias.

A partir daí, crio um painel de controle diário com atividades e subatividades decorrentes do plano de ação descrito acima. Por exemplo, quantas páginas tenho que ler diariamente dos livros selecionados. Este roteiro diário é um grande checklist que precisa ser cumprido. Na verdade, esse checklist é incorporado a outras atividades e rotinas, incluindo alimentação, sono, exercício, planejamento e entrega de projetos. No final do dia, faço uma conferência do percentual de realização. Estabeleci, para mim, que não posso ficar abaixo de 85%. Caso isso aconteça, faço uma dura análise das causas de não atingimento da meta e melhoro meu planejamento para o dia seguinte.

Este *dashboard* é um grande mapa de desempenho e um método para cumprir as rotinas, inclusive os hábitos de treinamento das habilidades definidas.

"QUEM TEM META TEM MÉTODO."

O SUCESSO É TREINÁVEL

TREINE PARA VALER E COMECE A SUA JORNADA AGORA!

O primeiro passo para atingir o sucesso é ter uma visão clara de qual é esse sonho ambicioso que você quer alcançar e que você chama de sucesso. Se você não sabe definir o sucesso que você está buscando, dificilmente chegará lá, a não ser que por obra do acaso. Depois, você deve desenhar o seu plano para atingir esse objetivo, e, a seguir, mapear quais são as habilidades-chave para que consiga percorrer essa jornada. Sem essas habilidades, você dificilmente alcançará o sucesso, daí a importância de elas serem treinadas. Habilidade não é conhecimento, habilidade é prática. A prática intencional e a repetição levam à excelência.

O meu conselho para o leitor é o seguinte: treine com intencionalidade. Não treine para cumprir tabela. Treine sabendo verdadeiramente por que essa habilidade específica vai fazer a diferença na sua jornada. Não adianta treinar tudo que aparece pela frente. Você tem que ter a capacidade de escolher aquelas habilidades que vão fazê-lo ser reconhecido como um dos melhores na área de interesse escolhida e que permitam que você percorra toda a trajetória até o sucesso desenhada.

HABILIDADE NÃO É CONHECIMENTO, HABILIDADE É PRÁTICA. A PRÁTICA INTENCIONAL E A REPETIÇÃO LEVAM À EXCELÊNCIA.

GEORGE JEAN PAPAGEORGIOU

Compartilhei uma experiência que me fez perceber que é possível, independentemente da idade, realizar sonhos audaciosos, aprender habilidades novas e ter resultados extraordinários. É possível, porque aconteceu comigo, e só fui descobrir isso no ano de 2018, quando já tinha completado 50 anos. E, a partir desse momento, voltei a me sentir jovem o suficiente para continuar em busca do extraordinário.

Comece agora sua jornada. Pense no seu sonho, na meta a ser alcançada. Faça o exercício com os seis pilares. Identifique as habilidades-chave e comece a desenvolvê-las.

É possível!

CAPÍTULO 9

HENRIQUE EDUARDO

Henrique Eduardo é de João Pessoa e formado em Educação Física. Professor, *personal trainer*, mentor e empresário, criou a mentoria Mente de Campeão e a metodologia Mudança de Vidas, que já ajudou centenas de pessoas a emagrecer de forma definitiva através do exercício físico e de um novo comportamento no dia a dia.

NÃO TENHA MEDO DA PESSOA QUE VOCÊ MERECE SER

Duas da manhã, quarto escuro, um profundo silêncio. O coração apertado, a cabeça acelerada, inúmeros problemas e nenhuma solução. Já faz quinze dias. O que começou como um grande sonho de vida, agora, é um caos completo. Assim se iniciou a minha jornada com o **sucesso**, obtendo um dos primeiros grandes ensinamentos que todo excelente profissional que deseja empreender necessita entender: para se ter um negócio, é necessário entender de negócios.

No fatídico dia 7 de julho de 2017, uma sexta-feira, recebi a notícia de que seria o último dia útil do lugar onde eu tinha colocado o máximo de energia possível nos seis meses anteriores – recebi a notícia em uma reunião frustrante com um dos sócios do negócio. Após usar todas as reservas de dinheiro disponíveis, todos os cartões de crédito, todos os empréstimos, após enxugar funcionários, me tornar professor, recepcionista, vendedor e auxiliar de limpeza. Após trabalho árduo, quando eu era o primeiro a chegar e o último a sair... Naquela reunião, todo o esforço realizado se despedaçou e a minha empresa,

O SUCESSO É TREINÁVEL

PARA SE TER UM NEGÓCIO É NECESSÁRIO ENTENDER DE NEGÓCIOS

a minha academia, fechava as portas. Não pelo que eu sabia que estava fazendo, mas por tudo que eu não sabia que precisava fazer. E, em meio a todo esse turbilhão de acontecimentos, me recuperava da recente morte do meu pai devido a um câncer e lidava com a notícia que minha mãe também estava com a mesma doença.

Você acha que acabou meu pesadelo? Não. Naquele momento, fui acometido por uma chikungunya, um processo que desencadeou uma inflamação crônica na fáscia dos meus pés, logo eu, que passava horas por dia em pé. Agora, eu sentia dores que muitas vezes me faziam chegar até a cair quando colocava o pé no chão, o que acabou me obrigando a tomar medicações todo dia simplesmente para ir ao trabalho. E, com isso, tive um ganho de peso de 32 quilos. É, eu estava no fundo do poço.

Com tudo isso acontecendo na minha vida, percebi o seguinte: se você não tiver conhecimento do que está fazendo, se não souber lidar com as adversidades que irão surgir e se não for persistente o suficiente para buscar se reinventar em meio às dificuldades, você não será a pessoa que merece ter os resultados que deseja.

A verdade é que quando as coisas não vão tão bem como você imagina, você fica frustrado e desmotivado. Veja bem, é muito mais difícil se manter na direção do sucesso quando as coisas ainda não começaram a dar certo. Aliás, no começo da jornada, quando sai do ponto inicial de tudo, tirando o que estava no campo das ideias e trazendo para a prática, você se depara com alguém que na maioria das vezes não está preparado para enfrentar a realidade. E a realidade sobre empreender, lidar com pessoas, administrar suas emoções, cuidar da própria saúde e obter resultados não é fácil para ninguém.

TRABALHO DURO E DIÁRIO

Bem, agora que já contei o contexto no qual eu me encontrava quando fracassei, posso compartilhar onde a maioria de nós erra, os pontos cruciais de sucesso que, caso sejam negligenciados, farão você vivenciar grandes apuros no negócio.

1. Você precisa de um **porquê** e **por quem fortes**. Tudo começa daí, o seu negócio precisa ser a sua missão, o seu amor que se tornou visível, e isso impacta diretamente naqueles que são verdadeiramente importantes para você e na dúvida se você deve, ou não, levantar todos os dias para lutar pelo seu sonho. Um porquê forte suportará qualquer **como**.

2. Você precisa de **clareza**. Quão longe você quer chegar? Alguém já chegou lá? Se sim, o que essa pessoa fez? Que conhecimentos ela adquiriu? Quais os hábitos, rotinas e comportamentos que essas pessoas possuem e quais preciso desenvolver? Dessa forma, você conhecerá suas fraquezas e suas forças.

3. Por último, não fique na média. Não erre no óbvio, resultados extraordinários requerem ações extraordinárias, jogue para ganhar, não para não perder. As pessoas que realmente realizam grandes transformações no mundo são aquelas que são inconformadas com o *status quo*, são pessoas que vivem intensamente a busca por

serem melhores, e isso muda tudo; a busca diária para melhorar uma pequena atitude que seja irá sempre colocá-lo no caminho do progresso e lhe dar a sensação de que você está, hoje, melhor do que era ontem. Isso lhe dará distância da grande massa de pessoas que desejam mudanças, mas não pagam o preço por elas; não respeite a média, rompa essa barreira. Estou contando tudo isso para você agora porque acredito na seguinte frase: **Se você não nasceu sendo, com muito esforço e conhecimento, você pode se tornar!** Se eu consegui, você também pode.

Se você conseguir trazer essa essência para a sua vida, para o seu negócio e para os seus sonhos, terá aprendido uma lição valiosa. Perceberá que mais importante que o objetivo é a própria jornada, o seu desenvolvimento, o processo que você, dia após dia, repetirá em prol do que você acredita que é a sua missão de vida. Agora, talvez, você pense que isso é algo muito trabalhoso, muito árduo, e comece a ponderar se vale ou não a pena se esforçar tanto assim. Bem, devo dizer que aqueles que irão competir com você no jogo dos negócios ou no jogo da vida se fazem as mesmas perguntas e que, se você estiver convicto do que realmente é **importante**, o **esforço inteligente** e a

AS PESSOAS QUE REALMENTE REALIZAM GRANDES TRANSFORMAÇÕES NO MUNDO SÃO AQUELAS QUE SÃO INCONFORMADAS COM O *STATUS QUO*.

prática deliberada em busca de se aprimorar diariamente **na coisa certa**, não naquilo que você quer, mas naquilo que você precisa – mesmo quando as condições não estão favoráveis –, serão o seu grande diferencial. Outros irão cair em um beco sem saída, irão se embebedar tanto pelas próprias convicções, que acreditarão veementemente que já sabem todas as respostas e não se permitirão ouvir outros pontos de vista, buscar novos conhecimentos, aprimorar novas habilidades, e irão sucumbir com o tempo. Seja pela falta de resultados, seja pela sensação de que não estão indo na direção certa. É nesse momento que separamos aqueles que desejam daqueles que **são merecedores** de conquistar o sucesso e construir os seus sonhos.

No momento que entendi esses passos, comecei a identificar algo que era meio óbvio: eu estava quebrado e precisava tomar uma atitude urgente com relação a essa questão. Ao mesmo tempo, percebi que havia outro ponto também fundamental para continuar a minha jornada: eu precisava investir no meu desenvolvimento intelectual e na área de negócios. Precisava entender como as pessoas que eram referências para mim, bem-sucedidas, faziam para chegar a patamares de resultados que eram impressionantes.

Com as armas que tinha em mãos, comecei a projetar a retomada financeira do meu negócio que agora não era mais um negócio num estabelecimento físico, mas sim no meu trabalho de *personal trainer*. Eu sabia que tinha uma dívida de quase oitenta mil reais e a primeira coisa que precisava fazer para voltar à tranquilidade era liquidá-la. Entrei em contato com todos os meus credores, estabeleci um prazo de seis meses para pagá-los e passei a trabalhar com esse objetivo, de pagar tudo com o meu trabalho, que era minha única fonte de renda no momento.

O SUCESSO É TREINÁVEL

Busquei *podcasts*, livros e aulas que pudessem me ensinar como vender mais e melhor, afinal, precisava aumentar meu faturamento. Na época, eu estava comprando um apartamento e já tinha dado cinquenta mil reais de entrada em prestações ao longo dos dois anos anteriores. Por motivos óbvios, eu não tinha condições de continuar com a compra e, como o construtor era amigo da família, ele nos devolveu a entrada que havia feito. O que eu fiz? Usei quarenta mil reais para quitar metade das dívidas e estabeleci uma meta de faturamento mensal de pelo menos dez mil reais para quitar o resto das dívidas e sobreviver. Na academia que tinha com os outros sócios (aquela que fechou), havia 158 alunos.

Em seguida, muito rapidamente, transformei cinquenta deles em alunos particulares, com quem eu atuaria como personal trainer. Eu sabia que atender uma pessoa por horário, que era o modelo-padrão, não seria suficiente para conseguir atender a todos, então criei um sistema de duplas e trios começando às cinco horas da manhã e indo até às onze da noite, todos os dias, seja nas academias, seja na casa das pessoas; onde elas precisassem, eu estava lá. No primeiro mês, consegui um faturamento de 7,5 mil reais, e, todos os dias, buscava novas pessoas pra entrar nas minhas turmas de treino. Até que, no fim do ano, já havia alcançado uma renda mensal de mais de doze mil reais, oferecendo o meu trabalho da melhor forma possível e com máxima dedicação.

APRENDIZADO E MUITOS *PODCASTS*

Desenvolver tudo isso não era nada simples, afinal, eu sabia que era novo naquele mercado e que precisava ganhar autoridade para conseguir aumentar o valor percebido e o preço que as pessoas estavam dispostas a investir em mim. Como meu tíquete médio, nesse momento, era baixo, investi em volume de atendimento. Trabalhava, diariamente, de dezesseis a dezoito horas. Mesmo cansado, fiz isso porque sabia que essa era minha única escolha possível para conseguir chegar aos objetivos a que tinha me proposto. Criei um método de estudo e de desenvolvimento pessoal que se adequava às minhas condições. Como o dia de trabalho era muito extenuante fisicamente, percebi que precisava começar o dia aprendendo e estudando, pois, à noite, estaria muito cansado para isso.

Portanto, se minha primeira aula era às cinco horas, eu agendava o despertador para tocar uma hora antes. Era o tempo necessário e possível para colocar em prática meu aprendizado com o Joel, a minha **rotina de entrada**. Ela se dividia da seguinte forma:

1. TLA – Tocou alarme, Levanta, Água gelada
2. Meditação – dez minutos
3. Banho gelado
4. Trinta a quarenta minutos de leitura
5. Checklist do que era mais importante no meu dia

A seleção dos conteúdos é feita de acordo com as necessidades do momento. Por exemplo, assim que comecei a construir essa rotina, busquei entender hábitos e rotinas de pessoas de sucesso pra entender por que e como elas faziam o que faziam, por que atingiam resultados e como elas construíam sua jornada e seu próprio processo de desenvolvimento.

Como minha rotina era muito corrida, já que eu dava muitas aulas, fui testando outras ferramentas que pudessem me auxiliar no meu desenvolvimento. Foi quando descobri os *podcasts*, que se tornaram um hábito na minha vida. Nunca imaginei que, um dia, eu seria uma pessoa que **sempre** teria um fone de ouvido no bolso. Mas, pensando que eu me deslocava de uma aula para outra e que esse deslocamento durava em média dez minutos, percebi que poderia usar esses intervalos de forma mais produtiva. No fim do dia, somando todos esses dez minutos, eu tinha entre duas e quatro horas de aulas, além do tempo de leitura. Isso acelerou meu processo de aprendizagem e, apesar de nunca ter feito o cálculo certo, tenho certeza que essas horas somadas de leituras e aulas foram maiores que muitos MBAs e graduações. E foram horas extremamente importantes, pois me deram a base para chegar aonde consegui chegar.

É AGORA!

Bom, agora que você entendeu os princípios básicos de como cheguei até aqui, chegou a hora do **treino**. Porque, sim, o **sucesso é treinável** e vou dar um passo a passo para você começar a desenvolver a sua própria jornada.

Primeiro passo, desenvolva **clareza**, identifique o **verdadeiro problema**. Como fazer isso? Pare agora e coloque no papel o seu **estado atual**: elenque as áreas da sua vida – **pessoal**, **profissional**, **relacionamentos e qualidade de vida** –, defina exatamente sua realidade atual, como você está em cada uma dessas áreas. Para facilitar o processo, sugiro analisar os seguintes pontos:

- Saúde e disposição;
- Desenvolvimento intelectual;
- Equilíbrio emocional;
- Recursos financeiros;
- Realização com o trabalho;

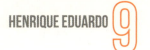

- Relacionamento com a família e os amigos;
- Vida social;
- Criatividade, hobbies e diversão;
- Espiritualidade.

Avalie esses pontos dando uma nota de zero a dez para eles e defina: **O que é mais importante desenvolver agora? Qual área, se desenvolvida, impactará o maior número de áreas possíveis?** Talvez você perceba que sua saúde não está indo bem e precisa melhorá-la, talvez perceba que seu desenvolvimento intelectual está abaixo do que gostaria e fora dos padrões que acredita que deve chegar para ter sucesso, ou ainda perceba que está em meio a relacionamentos ruins e que precisa melhorá-los. O importante é ser sincero consigo e analisar as respostas com máxima atenção.

O segundo passo é definir suas metas e objetivos. Agora, não me venha com essa de "ganhar dinheiro", "emagrecer", "vender mais". Metas assim não levarão você a lugar algum, você precisa ter um **planejamento** eficaz, e, para isso, pode utilizar o modelo SMART (sigla em inglês para: **específico** [*Specific*], **mensurável** [*Measurable*], **alcançável** [*Attainable*], **relevante** [*Relevant*] e **temporal** [*Time based*]), em que você definirá especificamente **o que** fará, **como** irá medir os resultados da ação, **se** é possível que essa meta seja alcançada, **quanto** de relevância tem aquela ação (se for fácil demais, você poderá estar tendo um resultado muito abaixo do seu potencial real), e **quando** você chegará naquele objetivo. A partir disso, você terá uma meta como a seguinte: "Prospectar dez novos clientes diariamente através do Instagram para realizar dez novas vendas nos próximos dez dias". Com tudo isso no papel, chegou a hora de entrar em **ação**, e, para que você saiba que está priorizando a atitude correta, utilizo a seguinte pergunta-chave todos os dias: **Qual é a única coisa que posso fazer agora de modo que, ao fazê-la, o restante se torne mais fácil ou desnecessário?**

Pronto. Essa é a sua pergunta-foco, é a pergunta que define a sua **prioridade** no dia, e é nessa única coisa que você colocará energia e esforço máximo para chegar aos resultados que deseja.

Por fim, quero compartilhar com você uma frase que transformou a minha vida e faz muito sentido para mim até hoje: "As vitórias pessoais precedem as vitórias públicas", de Stephen R. Covey, de *Os 7 hábitos das pessoas altamente eficazes*, da editora BestSeller. É exatamente isso, primeiro, você terá que se vencer, terá que enfrentar as barreiras que se autoimpõe e buscar com muita dedicação, e verdadeiramente, alcançar os seus sonhos. Seja proativo, tenha um objetivo claro em mente, comece por aquilo que é de fato mais importante, e vá em direção aos seus resultados. Treine isso, todos os dias. E não permita que nem você nem outras pessoas o joguem para fora da sua missão.

SE FOR PRECISO, PARE, REORGANIZE, ESTABELEÇA NOVAS METAS, NOVOS MÉTODOS, MAS CONTINUE NO CAMINHO, NA DIREÇÃO, E VÁ EM BUSCA DOS SEUS SONHOS.

Se for preciso, pare, reorganize, estabeleça novas metas, novos métodos, mas continue no caminho, na direção, e vá em busca dos seus sonhos. Talvez, em determinados momentos, você precise abdicar de algumas coisas, da convivência com a família, com seus amigos, e focar em dar muito resultado na área que é mais importante agora. Porém, lembre-se sempre: é por eles que você está se doando ao máximo. Fale isso não só para si mesmo, mas pra eles também. Entregue-se de corpo e alma na jornada. O sucesso é treinável, tem um preço, mas que graça teria a vida se conquistar um sonho fosse tão fácil assim?

CAPÍTULO_10

JAKLINE TOLENTINO

Jakline Tolentino, nascida em Mossâmedes (GO), tem 33 anos e é formada em Ciências Contábeis. É dona de um escritório de contabilidade e presta serviços de consultoria para empresas. Além de atuar como contadora, hoje busca levar seu conhecimento para todos que a seguem.

VOCÊ É O ÚNICO CAMINHO PARA SEU PRÓPRIO SUCESSO

Sempre determinei metas em minha vida, almejando alcançá-las. Com dez anos, projetei caminhos que seguiria para conquistar meus sonhos e objetivos. Dentre eles, estavam: terminar o ensino médio, ingressar em uma faculdade, especializar-me na área escolhida e, por fim, ser uma excelente profissional.

Entretanto, como nem tudo é um mar de rosas, não concretizei todos esses planos de imediato, porque, ao concluir o terceiro ano, estava confusa quanto ao curso em que me inscreveria para prestar o vestibular. Dessa forma, comecei um cursinho, uma vez que precisava descobrir a minha vocação, e me dediquei muito aos estudos, pois tinha ciência de que meus pais não tinham condições financeiras de me manter em uma universidade particular e de que as públicas são extremamente concorridas e de difícil acesso. Após um tempo, prestei meu primeiro vestibular para Farmácia, mas não obtive um bom resultado. Decepcionei-me. Contudo, não desisti. Eu sabia que descobriria a minha área no momento certo. Então, comecei a pesquisar diferentes cursos que ofereciam a possibilidade de

O SUCESSO É TREINÁVEL

trabalhar e estudar concomitantemente. Assim, percebi que tinha afinidade com Ciências Contábeis.

Depois de muito esforço e dedicação, finalmente passei no vestibular. Foi um período que exigiu bastante persistência de mim, considerando que a logística era bem complexa, uma vez que eu morava no interior de Goiás e a universidade estava a 29 quilômetros de distância, na capital. Foram dias árduos, pois eu me levantava às quatro da manhã, fazia o traslado de ônibus, trabalhava o dia todo e à noite ia para a faculdade, só retornando para casa à meia-noite. Todo esse processo, apesar de dificultoso, foi de suma importância para a minha realização profissional. Para alcançar um objetivo desejado, o segredo é não desistir em meio às adversidades, pois são elas que vão nos lapidando para chegarmos aonde desejamos.

O sucesso é adquirido pelo trabalho e pela dedicação. Para conseguir chegar aonde se sonha e alcançar todas as metas e todos os objetivos, é preciso ter muita determinação, pois o esforço e a perseverança são os principais caminhos para concretizar o que foi idealizado com o intuito de obter bons resultados, principalmente na área profissional.

A primeira coisa para atingir o sucesso é entender o que essa palavra significa na sua vida. De acordo com o Dicionário Aurélio, o vocábulo "sucesso" significa, em uma das definições, "qualquer resultado de um empreendimento". Sinônimo de vitória, êxito e relutância. Se o objetivo é alcançá-lo, então será necessário ter foco, disciplina e dedicação, a fim de não permitir quaisquer interferências que o bloqueie nesse processo.

Diante da minha trajetória, aprendi que a única pessoa capaz de construir e atingir o êxito sou eu mesma, pois nossas ações são reflexos

JAKLINE TOLENTINO

NÃO FIQUE DE TELESPECTADOR DA SUA VIDA, SEJA AUTOR E ATOR DELA, ESCREVENDO E ATUANDO COMO PROTAGONISTA DE TODAS AS NOVAS OPORTUNIDADES QUE APARECEREM PARA TER SUCESSO.

de nossas personalidades. Portanto, o insucesso pode ser meramente uma projeção da própria essência alimentada pela arte de resmungar e desistir quando as dificuldades se tornam aparentes.

    Não culpe o Universo por qualquer fracasso, comece a refletir sobre o fato de você ser o dono de sua vida e que para ter autossatisfação não basta somente querer, mas treinar e entender que no final o protagonista de toda a história é você. Analise os erros, contemple os acertos, pondere nas decisões precipitadas e, por fim, torne-se uma versão melhor de si mesmo a cada dia.

EM BUSCA DO SUCESSO

Como foi dito, transitar entre o interior de Goiás e a capital não é uma simples tarefa. Pode ser definida como uma rotina desgastante, difícil e cansativa. Todavia, eu sabia aonde queria chegar. Almejava concluir a faculdade e ser uma profissional reconhecida. Dessa forma, ainda que a oferta de bons empregos na minha cidadezinha chamasse por mim, não aceitei, pois meu sonho era crescer e expandir como empreendedora em um negócio próprio. Diante disso, comecei

O SUCESSO É TREINÁVEL

a trabalhar em algumas empresas em Goiânia, absorvendo muitos aprendizados e técnicas de negociação, o que contribuiu de forma significativa para, hoje, eu ser dona de um escritório de contabilidade.

Acredito que a habilidade de me comunicar e lidar com o público tenha sido a principal ferramenta para atrair pessoas e despertar nelas o interesse de assistir às minhas palestras e apresentações de propostas de trabalho. Assim, sou convicta de que a vitória é gradativa e pertence a quem utiliza talentos e aptidões em benefício próprio. Não fique de telespectador da sua vida, seja autor e ator dela, escrevendo e atuando como protagonista de todas as novas oportunidades que aparecerem para ter sucesso.

A mente é um campo de batalha diária. Caso ela não esteja saudável e cercada por instrumentos de proteção contra ataques exteriores, vai perder a guerra para o fracasso, a depressão e a baixa autoestima. Desse modo, ocupá-la com boas leituras, mentorias e autoconhecimento, estimulá-la a fazer exercícios físicos e controlá-la para evitar ações impulsivas são ações essenciais para atingir resultados satisfatórios. Eu, por exemplo, faço musculação, pratico muay thai, acompanho pessoas de sucesso na minha área nas redes

ORGANIZE TAREFAS POR MEIO DE ANOTAÇÕES NA AGENDA, PORQUE ORGANIZAÇÃO É FUNDAMENTAL.

sociais, leio bastante e reflito diariamente acerca de quem sou e de quem me tornarei futuramente, porque as ações de hoje determinam o amanhã.

Não espere as coisas acontecerem, corra atrás daquilo que deseja alcançar, sempre buscando ser a melhor versão de si mesmo, identificando os erros e acertos para melhorar a cada dia. Escute todas as críticas, construtivas ou não, e procure compreender a forma como as pessoas estão lhe enxergando. Tente não ver somente os problemas, mas as soluções para resolvê-los.

Organize tarefas por meio de anotações na agenda, porque organização é fundamental para não se perder nos afazeres, uma vez que não conseguimos memorizar tudo. Use alarmes do celular para lembrar-se dos compromissos que deverão ser cumpridos. Risque de seu vocabulário a palavra desistir – assim como fiz em um momento de dificuldade que passei, quando vi a minha vida por um fim.

Para alcançar seus objetivos, é necessário seguir alguns passos:

1º PASSO: TENHO UM OBJETIVO DEFINIDO
Escolha o caminho que irá percorrer para atingir o seu sucesso.

2º PASSO: TENHA DISCIPLINA
A disciplina é a ferramenta mais importante para a construção de novos hábitos. Colocá-los em prática trará longevidade ao sucesso.

3º PASSO: SEJA DETERMINADO
Determinação é sinônimo de quem sabe o que quer. Se você determinar aonde quer chegar, não há nada nem ninguém que possa impedi-lo de ser bem-sucedido.

4º PASSO: TREINE

Não importa o tamanho do seu conhecimento, é preciso muito treino para ser o melhor e ter sucesso. Como diz Joel Jota: "O sucesso é treinável."

5º PASSO: ELIMINE O MEDO

O medo traz angústia e ansiedade, fazendo você fugir daquilo para que realmente nasceu, além de impedi-lo de arriscar e mostrar seu talento.

6º PASSO: ELIMINE AS INTERFERÊNCIAS

Muitos o chamarão de louco por ter a coragem de assumir o que verdadeiramente quer para sua vida. Não deixe que isso afete e interfira no processo que você está trilhando para chegar aonde sonha, pois nem todo mundo quer ver você brilhando no palco da vida.

7º PASSO: SEJA AUTOR DA SUA VIDA

Não fique assistindo à sua vida acontecer. Corra atrás, defina objetivos, tenha disciplina, seja determinado, treine, elimine o medo e as interferências e seja protagonista do seu sucesso.

O sucesso não se obtém imediatamente. É gradativo. É preciso ir em busca dele com determinação e treino. Quer conquistá-lo? Movimente-se e saia da sua zona de conforto.

Não desista de você!

O mérito é de quem se arrisca. O triunfo é para aqueles que deixam de se importar com opiniões alheias – elas não lhe definem. Como dizia Mahatma Gandhi, grande líder pacifista: "Seja você a diferença que quer ver no mundo". Notáveis sonhadores lutam pela materialização das metas e impedem que alguém as roube ou as destrua.

Você é incrível. Não deixe nada nem ninguém mudar a sua forma de pensar.

O MÉRITO É DE QUEM SE ARRISCA. O TRIUNFO É PARA AQUELES QUE DEIXAM DE SE IMPORTAR COM OPINIÕES ALHEIAS.

CAPÍTULO 11

JULIANA CALIL

Nascida em São Paulo (SP), espiritualista, esposa, mãe, artista por vocação e arquiteta por formação. Acredita que a arte de alto nível enaltece e enobrece o caráter do homem. Atua por meio da arquitetura sensorial, proporcionando equilíbrio e harmonia por onde passa.

UMA JORNADA SEM PRESSA, SEM PAUSA E COM HARMONIA

De nada adianta o sucesso na carreira se o resto da sua vida está em desequilíbrio, em desordem, em desarmonia! Estou dizendo isso porque aconteceu comigo. No auge da minha carreira, aos 29 anos, tinha obras de arquitetura prestigiadas, estava casada, grávida e me sentia bela. A vida parecia um conto de fadas, os melhores projetos da minha vida pessoal e profissional acontecendo simultaneamente. Um futuro brilhante e muitos desejavam estar no meu lugar. Para mim, era tão brilhante que me ceguei e não percebi que meu casamento já não existia mais. A partir desse momento, uma sucessão de acontecimentos ruins foi se sobrepondo: discussões, mágoas, inseguranças mútuas, depressão profunda, uma separação e uma linda bebê para criar sozinha.

Naquele momento, eu me sentia distante da minha família e imatura para administrar todos esses acontecimentos, o que me gerava muita angústia e frustração. Passei então ao momento mais obscuro e frágil da minha existência. A minha energia foi ficando cada vez mais fraca, a memória, cada vez pior. Aos poucos, fui abstraindo os compromissos, perdendo clientes, me afastando das pessoas, dos lugares, da minha casa, do espelho, da minha vida.

A dor e a culpa de não ter feito dar certo e de aceitar as consequências dos atos eram muito difíceis. A insegurança se tornou a bola de vez. Eu não tinha noção do que estava por vir, só sei que o "preço a pagar" foi alto, o pior foi acreditar que minha sorte tinha ido embora com tudo o que construí. Havia me tornado a pessoa mais descrente que conhecia. O sucesso parecia óbvio, até eu atropelar a ordem das coisas. Sem perceber, coloquei a carreira acima de tudo e de todos, até da minha essência.

Digo isso porque sempre fui muito dedicada à espiritualidade, e esse momento foi tão forte que até comecei a questionar minha fé: Fé abalada, confiança extinta. Essa situação me colocou num vazio frio e imenso, perdi minha energia vital, a capacidade de acreditar em mim mesma, me tornei a pior vilã de todas: **a pessimista**.

Se você acredita que é um fracassado, você se torna um. Naquele momento, me identifiquei como uma, acreditei, e vibrei com todas as células do meu corpo essa nova memória registrada. Como consequência, engordei dezenove quilos e me tornei acumuladora. Apeguei-me ao passado e sentia muita dor para lidar e encarar o presente, e minhas escolhas só me fizeram postergar e ampliar meu sofrimento. Eu havia sentido tanto orgulho de realizar conquistas tão jovem... Era muito duro me ver daquele jeito: sozinha, fora do peso e profissionalmente abalada. Eu me sentia num beco sem saída.

Há um trecho de um ensinamento do filósofo Meishu-Sama que diz assim: "Gratidão gera gratidão e lamúria gera lamúria".[1] Hoje, relembrando tudo o que passei, fica claro que, como pessimista, vivia em completa

---

[1] Fonte: https://revistaizunome.messianica.org.br/item?id=49. Acesso em 08/06/2020. (N. da A.)

lamúria e naquele momento não conseguia sequer sentir gratidão pelo óbvio: estar viva; ter minha filha nos meus braços; com saúde física (mesmo que abalada); ter o apoio de familiares e amigos; e, mesmo que com dificuldade de trabalhar, estava conseguindo me sustentar.

Clamava ao Universo que, se eu ainda tivesse alguma chance, me fosse concedida minha energia de volta. Minha grande e exagerada alegria de viver. Nada mais era a mesma coisa. Era como se o que eu tinha vivido não se conectasse com a vida daquele momento.

Mas acredito que sucesso é a harmonia entre intenção, fé e dedicação. E de tanto pedir, aos poucos, voltei a prestar mais atenção aos sinais e escutar mais minha intuição. Comecei a estudar sobre organização. Um dia, numa livraria fazendo compras para minha filha, um livro "pulou" da prateleira e "sorriu" para mim: *Isso me traz alegria*, da escritora Marie Kondo, da Editora Sextante. O título e a capa chamaram tanto a minha atenção naquele momento, como se "estivesse implorando para ser consumido"! Comprei os dois livros dela – o que "pulou da prateleira" e *A mágica da arrumação*. Li ambos em menos de 48 horas! Resolvi aplicar a metodologia dela de organização, e, para minha surpresa, um pouco da minha energia voltou. Senti que desapeguei do passado. E isso fez com que eu abrisse espaço na minha mente e no meu coração, inclusive querendo ler e aprender mais. Assim, por pura intuição, escolhi mais um livro na mesma vibração, comprei *O milagre da manhã*,

ACREDITO QUE SUCESSO É A HARMONIA ENTRE INTENÇÃO, FÉ E DEDICAÇÃO.

O SUCESSO É TREINÁVEL

de Hal Elrod, da Editora BestSeller, e fiquei fascinada com a leitura e com a proposta do autor para a nossa rotina matinal – ele propõe o silêncio intencional ao acordar para transcender as limitações e criar resultados extraordinários, aumentando o autoconhecimento e a clareza, permitindo manter o foco diário nas prioridades do que é realmente importante para sua vida. Nesse momento, passei a entender sobre a importância do autoconhecimento.

JOGO DO PROGRESSO

A minha busca por autoconhecimento me levou ao Joel Jota. E posso dizer que é uma alegria poder ser a Juliana Calil depois do Joel Jota, quando comecei a colocar em prática seus ensinamentos: saúde em primeiro lugar, na sequência, a família, e, por último, a carreira. Nesse momento, eu estava em meu segundo casamento e não gostaria que esse relacionamento acabasse. Na mentoria, num verdadeiro *looping*, dentro de um ambiente absurdamente preparado para tal, fiquei despida de qualquer pudor em expor meus problemas, angústias, medos e crenças. Todos esses sentimentos tão ruins foram eliminados; meus talentos, relembrados e analisados; meu trabalho, ressignificado; tive coragem para voltar a me expor. Resultado: fui um *case* de sucesso no quesito supertransformação da turma.

A chave tinha virado, a porta se abriu, eu entrei, e, desde lá, a ponte robusta que estou construindo só aumenta. Vivi nesse um ano da mentoria mais do que os cinco anos anteriores juntos. Desde então, venho me aprimorando constantemente, sempre de dentro para fora. Entendi que cura não combina com pressa, e que inspiração e transpiração nos levam à transformação.

Foi dessa maneira, com coragem e determinação em enfrentar meus medos, que obtive sucesso em recuperar minha energia de volta. Para se alcançar esse sucesso, dedicação e consistência são as qualidades necessárias, portanto você precisa criar uma rotina diária.

JULIANA CALIL 11

Costumo acordar cedo, cinco horas da manhã, para que eu possa desfrutar do melhor momento do dia em completo silêncio, somente comigo mesma para colocar em prática algumas tarefas fundamentais para me manter mais focada, feliz e corajosa. A primeira atividade é beber um copo d'água e iniciar uma meditação de vinte minutos, que é capaz de me manter serena por muitas horas do dia, aflorar a intuição e a percepção com maior intensidade. Meditar promove um silêncio magnífico em minha mente que me permite agir de forma consciente, sem ansiedade no decorrer do dia. Os efeitos são muito mais benéficos do que dormir vinte minutos a mais. Logo na sequência, aproveito o estado de fluidez e já faço minha oração matinal, começo agradecendo pela permissão de estar viva e com mais um dia especial pela frente. É importante manter-me sempre grata para entrar em harmonia e vibração com todo o Universo.

Também criei um "Quadro de visualização", que fica no meu guarda-roupa: um painel em cortiça com recortes de revistas, impressões e fotografias de destinos a conhecer, paisagens a vislumbrar, metas financeiras a alcançar, momentos especiais a serem repetidos ou relembrados, poesias do meu marido e até mesmo frases que reforcem a minha jornada. E vou sempre substituindo à medida que vou realizando. (É uma delícia de fazer! Vale a pena!) Quando vou me vestir, automaticamente visualizo todos os sonhos que desejo alcançar. É uma forma de materializar o meu pensamento e um reforço para a minha mente não esquecer o que almejo e de lutar por isso. Aplico auto-Johrei (espécie de oração em ação com as mãos), um segredo poderoso! Faço da leitura um hábito diário e estou em constante contato com a arte – algo que está no meu DNA e que me define!

Ah, e existe uma regra muito feliz aqui em casa que aprendi com meus pais: uma refeição do dia é sempre feita com toda a família reunida, e esse momento é mágico para mim! Outro hábito que adquiri

O SUCESSO É TREINÁVEL

e que me ajuda muito é ter um caderno na minha mesa de cabeceira para registrar a minha gratidão, diariamente. Isso me mantém grata pelo presente e me faz querer viver e permanecer nele.

1º passo: Nessa contínua busca, descobri que a harmonia em todos os campos é o primeiro passo. "**Saúde, família** e **trabalho**, e não inverta a ordem", esta eu aprendi com meu mentor Joel Jota e transformou minha vida! E Deus, claro, acima de **tudo** e todos!

2º passo: Os ambientes com que interagimos, seja nossa casa, seja nosso local de trabalho, devem ser belos e organizados, a fim de que, novamente, a harmonia promova energias benéficas que fluam nos espaços para potencializar suas ações.

3º passo: Mantenha sua fé inabalável. Deus é ordem.

4º passo: É fundamental sonhar, criar e imaginar. Tem uma frase do Walt Disney que eu adoro: "Se você pode sonhar, você pode fazer".[2] Eu realmente acredito nisso!
Estar em constante contato com a arte proporciona isso a você! Apreciar a natureza, visitar museus, assistir a peças de teatros, ler sobre poesia, literatura ou filosofia, assistir bons filmes, e ouvir músicas clássicas ou que possuam letras que reverberem positivamente em nosso espírito.

5º passo: Faça afirmações: Eu quero..., eu posso..., eu consigo... – elas são capazes de mudar a nossa forma de pensar e consequentemente de

---

[2] Fonte: https://www.frasesfamosas.com.br/frase/walt-disney-se-voce-pode-sonhar-voce-pode-fazer/. Acesso em 08/06/2020. (N. da A.)

agir. A frase mais poderosa que mantenho firme em praticá-la é: "O homem depende de seu pensamento", também de Meishu-Sama.[3] Mantenha com você uma prática de vigiar e monitorar seus pensamentos, pois somos o que pensamos.

6º passo: Práticas como meditação, Johrei e yoga, aliadas aos exercícios físicos, são formas de se elevar constantemente, colocando corpo, mente e espírito em equilíbrio.

7º passo: Estabeleça metas, desenvolva métodos para alcançá-las e celebre as pequenas conquistas, os marcos, durante a jornada. Eles vão dar ferramentas emocionais e fôlego para não desistir.

É o jogo do progresso e dos mini-hábitos: hoje, melhor do que ontem; amanhã, melhor do que hoje. Todas essas mudanças – de hábito e atitude – refletem na minha carreira, em minhas amizades e, principalmente, no respeito e admiração da minha família por mim. Reconquistei meu sorriso através da espiritualidade, da harmonia, das descobertas e das buscas incessantes por mais autoconhecimento. Tudo isso me devolveu ao verdadeiro estado da arte.

São pequenas ações, pequenos passos, que, repetidas vezes, sem pressa, sem pausa e com intenção genuína, podem levar você a sair da média e se tornar uma pessoa extraordinária consigo e com todos à sua volta. É você ter equilíbrio e clareza do que quer alcançar e se dedicar. E, então, é só manter a consistência, porque o sucesso será consequência!

Gratidão.

---

[3] Fonte: https://revistaizunome.messianica.org.br/item?id=49. Acesso em 08/06/2020. (N. da A.)

CAPÍTULO 12

LARISSA LIMA

Larissa Lima é mentora de emagrecimento feminino com formação em Educação Física e Nutrição. Além disso, fez formações complementares, tornando-se Master Coach e analista corporal e comportamental.

RUMO À FAIXA PRETA

Cada vez mais, em meus atendimentos, mentorias e redes de relacionamentos, percebo o quanto é difícil para uma parcela da população alcançar o sucesso que deseja. Uma parte porque alguns não possuem a ousadia de sonhar e desejar todo o sucesso que merecem, não acreditam em si e negligenciam suas qualidade e talentos. Outra parte até possui energia e disposição para batalhar e entrar em ação, mas a falta de clareza sobre o que deve ser feito cria desafios ao longo do caminho, como, por exemplo: definir metas impossíveis ou mal elaboradas; ter pressa por resultados como se tudo fosse acontecer do dia para noite, resultando em cansaço e falta de paciência que os impedem de atingir o pódio de suas vidas. Contudo, apenas uma parcela mínima de pessoas é que se manterá firme e forte para enfrentar todo o desafio necessário para vencer, e é nessa fatia do gráfico que eu desejo do fundo do meu coração que você esteja.

Aos 20 anos, eu me vi entrando no segundo grupo: o das pessoas que se levantam todos os dias com pouca vontade para vencer, pois

O SUCESSO É TREINÁVEL

o cansaço estava me deixando sem forças para lutar. Naquele momento, já fazia seis anos que um elemento vital da rotina de qualquer pessoa começou a se tornar um inimigo para mim. Sim, estou generalizando, pois não conheço uma só pessoa neste mundo que não precise de comida. Durante esses anos, a minha relação com a comida estava ficando cada vez pior, e diferente de um relacionamento amoroso em que cada um vai para sua casa após uma briga. Como é que eu podia me "separar" da comida quando o estômago, o cérebro e a boca se uniam contra mim e a traziam para perto mais uma vez?

Apenas quando desisti de participar de um campeonato de fisiculturismo, para o qual passei mais de dois meses me preparando para vencer, foi que percebi que a minha luta não era contra a comida. O motivo da desistência foi uma hemorragia ocular causada pelo fato de eu ter passado dois dias consecutivos gastando todo o meu pouco dinheiro, e posteriormente o dos meus pais, para alimentar o meu vício de comer e vomitar até passar mal. O meu inimigo não era a comida, era a bulimia.

Sentada na maca do hospital, eu escutava o médico na minha frente falando tudo o que eu já sabia que poderia ter acontecido comigo,

COMPREENDER O NÍVEL EM QUE VOCÊ SE ENCONTRA ATUALMENTE É FUNDAMENTAL PARA QUE VOCÊ ESCOLHA LUTAR AS BATALHAS QUE PODE VENCER.

inclusive o risco de infartar a qualquer momento devido ao desequilíbrio provocado pela doença. Senti, naquele momento, um desprezo e um ódio inexplicáveis sobre mim. Como uma ação que para alguns pode ser tão simples, como o fato de comer regularmente, era tão difícil para mim? Era só parar de comer descontroladamente!

Talvez você já tenha sentido o mesmo. Não necessariamente ter passado pela situação de estar sentado na frente de um médico enquanto o ouvia dizer que você não poderia desistir si mesmo. Mas em alguma outra situação, em que a perda do controle sobre as suas ações transformou você no maior inimigo do seu próprio sucesso.

Encontrar pessoas em diversas situações de vida lutando contra si mesmas, infelizmente, não é tão difícil quanto parece. A procrastinação, a falta de foco e disciplina, a ansiedade e até mesmo o desequilíbrio emocional vão apagando a chama no peito e o brilho nos olhos de quem busca uma vida melhor. Devido a situações como essa, comecei a me questionar: *Por que, nós, humanos,* Homo sapiens, *tão providos de inteligência, perdemos inúmeras vezes para uma voz que habita dentro da nossa mente?* A partir daí, eu descobri que a maior parte das nossas ações é regida pelo nosso inconsciente;[1] e, se as informações por ele armazenadas não estiverem de acordo com os nossos objetivos, cada *round* de nossa vida será longo e árduo.

O TREINO DIÁRIO PARA SER MELHOR DO QUE ONTEM

Quando eu era adolescente, lutei caratê. Nesse esporte, você só chega à faixa preta (faixa mais elevada) depois que passa por oito níveis de dificuldade. Cada nível proporciona experiências e aprendizados

---
[1] Fonte: *Rápido e devagar: duas formas de pensar*, Daniel Kahneman (Editora Objetiva, 2012).

para o nível seguinte. Analisando o meu processo nesse esporte, que me levou a chegar até a faixa verde (a quinta faixa), percebi que o treino progressivo é o que transformaria pequenas ações em hábitos de sucesso, que venceria grandes batalhas. A importância de compreender o nível em que você se encontra atualmente é fundamental para que você escolha lutar as batalhas que pode vencer, e a cada vitória ficar mais forte para enfrentar desafios maiores. Se você deseja emagrecer, mas nunca fez exercícios na vida, e passa a traçar uma meta para se exercitar uma hora por dia, durante sete dias da semana, provavelmente vai perceber que traçou uma meta faixa preta para encarar o desafio enquanto ainda está na faixa amarela. Ou seja, essa luta você vai perder.

Mas se, em vez de querer mudar tudo de uma vez, você transformar progressivamente pequenas ações em mini-hábitos, você vai vencer a luta contra a força de vontade e, à medida que os hábitos vão sendo formados, a pessoa vai ficando mais eficiente e precisando de menos energia e esforço para realizar a ação.

Hoje, não treino mais caratê, como também não me preparo mais para competições de fisiculturismo, porém, diariamente, treino para ser melhor do que fui ontem. Hábitos como a prática regular de exercícios e a redução de doces, não visando apenas o emagrecimento, mas principalmente a minha saúde mental, fazem parte da minha rotina, de forma que posso até me considerar faixa preta nesses hábitos. Ao longo do processo de busca pelo autocontrole, percebi que a meditação também seria fundamental para que eu pudesse atingir o meu objetivo. Para isso, utilizei a mesma estratégia de incluir progressivamente esse hábito na minha rotina, levando em consideração o meu estado atual para traçar as metas. Assim, comecei com

LARISSA LIMA 12

SE, EM VEZ DE QUERER MUDAR TUDO DE UMA VEZ, VOCÊ TRANSFORMAR PROGRESSIVAMENTE PEQUENAS AÇÕES EM MINI-HÁBITOS, VOCÊ VAI VENCER A LUTA CONTRA A FORÇA DE VONTADE

dez minutos pela manhã, e, atualmente, pratico a meditação duas vezes ao dia entre dez e trinta minutos. Confesso que não sou faixa preta, pois esse comportamento ainda está se transformando em um hábito. Mas o processo é esse mesmo: lento, gradual e consistente.

Em outras áreas da minha vida, percebo que tenho muito o que aprender e melhorar, até porque, com 26 anos, a estrada a ser percorrida será longa – e assim eu espero que seja. Mas, independentemente da área da vida e dos hábitos dos quais você deseja se apropriar, o sucesso chegará para aqueles que se mantêm firmes e fortes para enfrentar todos os desafios necessários para vencer. Com as ferramentas certas e os hábitos incorporados, você poderá enfrentar suas batalhas, assim como eu e as minhas pacientes enfrentamos as nossas.

É importante ressaltar que, quando um hábito permanece em nossa rotina, ele se torna algo tão simples de ser executado que ao começarmos a inserir os outros comportamentos, o hábito anterior permanece. E, dessa forma, entramos num ciclo virtuoso de motivação. Assim, reavaliar-se constantemente também deve se tornar um hábito que vai trazer clareza para a sua evolução.

O SUCESSO É TREINÁVEL

Antes de entender esse processo, porém, eu já tinha tentado muitas coisas para controlar a bulimia. Medicamento, dietas e até terapia com alguns psicólogos que usavam uma abordagem mais tradicional. O problema era que eu não estava pronta para passar muito tempo sem comer algo que eu gostava, mas que considerava inapropriado pelo medo de ganhar peso. O que eu não entendia era que eu não tive sucesso nesses processos terapêuticos porque nenhum deles foi estabelecido pensando em como eu estava no momento, e muito menos pensando que, em uma evolução progressiva e mais lenta, teria mais chances de me proporcionar resultados. Apenas quando apliquei em mim o método que visava constância e pequenos passos (ou mini-hábitos) pude perceber uma transformação real, mensurável e que veio de dentro para fora. Escuto o mesmo quando as pacientes relatam sobre as suas tentativas frustradas de emagrecer através de estratégias radicais na alimentação.

Por causa de todo esse aprendizado, desenvolvi um passo a passo que irei compartilhar neste capítulo. A ideia é que, assim como eu, vocês consigam aderir com mais facilidade aos comportamentos

APENAS QUANDO APLIQUEI EM MIM O MÉTODO QUE VISAVA CONSTÂNCIA E PEQUENOS PASSOS (OU MINI-HÁBITOS) PUDE PERCEBER UMA TRANSFORMAÇÃO REAL, MENSURÁVEL E QUE VEIO DE DENTRO PARA FORA.

necessários para controlar o peso e transformá-los em hábitos de sucesso, através da mudança do seu estilo de vida proporcionada por uma transformação interna, em vez de receberem apenas mais uma dieta para seguir. É dessa forma que eu venho ajudando centenas de mulheres a transformar o desejo de emagrecer em realidade

Mas como aplicar isso de forma clara e simples na sua vida? Eu uso um protocolo simples e eficiente para mudar os hábitos das minhas pacientes que desejam emagrecer. Mesmo que não esteja acima do peso, esse passo a passo poderá ajudar você a trazer para a sua vida hábitos que levarão ao sucesso. Para começar, responda à pergunta: Onde você se encontra hoje? Não é sobre qual cômodo da casa você está lendo este livro, mas em relação ao seu objetivo. O quão perto dessa conquista você está?

Para simplificar a sua resposta, você pode fazer uma autoanálise. Faça uma lista de dez áreas que sejam importantes para você alcançar o sucesso. Então, por exemplo, se minha paciente quer emagrecer, eu peço a ela para dar uma nota de zero a dez para a seguintes etapas: comprometimento com o seu objetivo e disciplina (os dois, na minha visão, estão interligados); equilíbrio emocional; mentalidade positiva; busca por conhecimento; satisfação profissional; satisfação com os relacionamentos; satisfação com peso e aparência; alimentação saudável; prática de exercícios; e nível de saúde (o quanto ela acha que sua saúde está boa, levando em consideração aspectos físicos e emocionais). Após obter essa resposta, faço a soma de todas as áreas para ter uma nota geral que represente o nível atual da avaliada, em relação ao nível máximo, ou seja, de zero a cem. Depois, é a hora de traçar um planejamento em cima dos hábitos que precisam ser adquiridos para aumentar a nota geral. Um ponto que jamais

O SUCESSO É TREINÁVEL

O MEU MAIOR DESEJO É QUE VOCÊ REALMENTE POSSA CONQUISTAR O OBJETIVO QUE FAZ SEU CORAÇÃO BATER MAIS FORTE TODOS OS DIAS.

deve ser negligenciado: você não deve elaborar um plano para sair de uma nota baixa para uma nota alta em um curto espaço de tempo. Não esqueça que, para chegar à faixa preta, você precisa passar pela branca, amarela, vermelha, laranja, verde, roxa e marrom.

Depois dessa avaliação, faço uma lista com dez comportamentos que precisam ser transformados em hábitos, e a paciente os enumera em ordem crescente de dificuldade. Você pode fazer o mesmo com os hábitos que precisa ter em sua vida. Comece sempre pelo comportamento mais fácil, e quando ele se tornar automático, vá para o próximo. É importante ressaltar que, à medida que o nível de dificuldade aumenta, o tempo que deve ser destinado a ele é maior. No próprio caratê, você vai da faixa branca para a amarela em dois meses, porém, para sair da faixa marrom para a faixa preta, é necessário treinar nesse nível por pelo menos de um a dois anos.

Acredite, o meu maior desejo é que você realmente possa conquistar o objetivo que faz seu coração bater mais forte todos os dias. Por isso, a minha sugestão é que você comece a aplicar esses conhecimentos imediatamente na sua vida:

1. Identificar como você está;
2. Listar os comportamentos em ordem crescente;
3. Treiná-los progressivamente para que se tornem hábitos;
4. Reavaliar-se constantemente.

Hoje, se você ainda pensa que é impossível emagrecer, que ter a carreira dos sonhos não é para você, ou até mesmo que escrever um livro é algo inalcançável, lembre-se que tudo começa com um hábito mais simples, um curso realizado e um capítulo concluído. Dê o primeiro passo e não pare até se orgulhar da faixa preta que você conquistará!

CAPÍTULO 13

NELSON LEE

Nelson Lee é paulistano, mas curitibano de coração, e filho do Sr. Lourenço e da Dona Suzana, seus exemplos de superação e força de vontade. É advogado, empreendedor, palestrante, treinador, mentor e, agora, escritor. Sua missão de vida é ajudar as pessoas que querem ser ajudadas.

PARE DE SE AUTOSSABOTAR

Esta é a história de um cara comum, que vivia uma vida medíocre e que ao conhecer a programação neurolinguística começou a descobrir seus maiores medos, dúvidas e limitações. Mas também encontrou muitas respostas, sua missão de vida, seu talento, e hoje ajuda outras pessoas a aliviar as suas dores emocionais. Um cara que encontrou no Joel Jota um verdadeiro mentor "tanque de guerra" que lhe deu inspiração e direção. Mas nem sempre foi assim. Muitas vezes tomado pelo medo, eu, o cara dessa história, desistia dos meus sonhos e buscava as opções mais fáceis. Lembro que a minha primeira prova de vestibular foi para o curso de Engenharia Civil, porque o curso era menos concorrido do que o de Direito, o que eu realmente queria. Ou seja, eu me contentava com o que estava ao alcance.

Além de preguiçoso e procrastinador, me "achava" mais inteligente e esperto que os outros, me iludindo ao ponto de usar a frase: "Estudar é para quem precisa". Sou brasileiro, com orgulho, filho de imigrantes sul-coreanos, que vieram para morar no Brasil sem saber falar uma única palavra em português. Desde o início, nossa vida não foi fácil, passamos muitas dificuldades, incluindo até uma ordem de despejo. A pobreza era a minha melhor desculpa para "justificar" as minhas limitações e derrotas; era uma muleta. Afinal, que culpa eu tinha se minha família era pobre? Eu apenas reclamava e pensava que era o melhor que eu podia fazer.

Com essa postura, eu só buscava mascarar a minha realidade. Na verdade, a ansiedade era uma constante na minha vida, e eu sofria demais com a incerteza do dia de amanhã. Queria tudo para ontem, resultados imediatos. Só ainda não tinha a ideia de que sofria de ansiedade e muito menos o mal que um dia me faria. Muitas vezes, me via perdido e desesperado, sem saber o que fazer da vida, sem saber a quem recorrer, esperando que algo acontecesse. Contava com a sorte ou algum milagre. Bem, ao menos isso me ajudou a criar o bom hábito de rezar e agradecer.

Em 2018, conheci o mercado financeiro e tive a oportunidade de obter bons rendimentos em um espaço de tempo relativamente curto. Mas, por uma série de fatores, como ansiedade, medo e irresponsabilidade, acabei perdendo muito dinheiro e fiquei até endividado. Mais uma vez, eu tinha me autossabotado, me descontrolado e não era capaz de entender por que não conseguia ter a disciplina para seguir as regras que eu conhecia para operar no mercado financeiro. Em razão das dores da perda financeira, fui em busca de autoconhecimento e, através do estudo da programação neurolinguística (usa-se, também, a sigla PNL: técnicas para reprogramar nosso cérebro para eliminar limitações e potencializar resultados através de uma comunicação eficaz, verbal e não verbal). Passei a entender melhor a minha mente, os meus comportamentos, e ressignifiquei as crenças "prejudicantes" que me bloqueavam. Isso me trouxe a consciência de que posso construir uma vida de sucesso, praticando a minha missão de vida que se resume em ajudar pessoas.

A ansiedade e o medo são emoções ou sentimentos fortes e recorrentes nas nossas vidas e isso não mudará. Por não conseguirmos eliminá-las facilmente, muito menos aceitarmos ou entendermos como elas se formam e dominam a nossa mente, vivemos sofrendo, nos perguntando como é possível acabar com essa dor. A sensação de falta de controle sobre as nossas vidas, pensamentos e, sobretudo, sobre os nossos comportamentos acaba gerando sentimentos de incapacidade e frustração. Sei o que tenho que fazer, mas procrastino, alguns diriam, como exemplo.

Talvez você já tenha se perguntado, por exemplo, por que sabota sua dieta, suas finanças, seus objetivos de vida, e, sem resposta, tenha sentido o peso do fracasso. Ou então, já tenha sentido a dor da vergonha por decepcionar as pessoas que você ama e que confiam em você. Além disso, há pessoas que não sabem o que fazer e aquelas que sabem o que fazer, mas não o fazem. Independentemente do grupo, as razões pelas quais elas não atingem o sucesso são as mesmas. É importante descobrirmos que o medo e a ansiedade se fundamentam basicamente nos seguintes fatores:

- Vivemos remoendo o passado, presos nas nossas memórias, ou no futuro, criando projeções incertas que só existem nas nossas mentes. Como não conseguimos mudar o passado, tampouco prever com exatidão o nosso futuro, sofremos por ansiedade;

- Sem clareza sobre objetivos, direção e método, acabamos paralisados e perdidos, o que gera a sensação de incapacidade, ou seja, as dúvidas nos deixam com medo de agir;

O SUCESSO É TREINÁVEL

- Falta-nos autoconhecimento para entender por que nos sabotamos e como nossa mente e corpo funcionam. Sem ter consciência da razão pela qual não temos responsabilidade, coragem e disciplina, mesmo sabendo que são importantes nas nossas vidas, sofremos.

A partir do momento em que entendemos esses sentimentos, precisamos mudar nosso dia a dia e nossa atitude. Há uma frase que me norteia bastante. Leia, repita e anote: "Faça o que tem que ser feito, agora". Lembro-me do Joel Jota dizer que, para obter sucesso, você deve fazer duas coisas por duas mil vezes e jamais o contrário disso. Verifique o que é importante para você e dedique-se a essa repetição. Esse é o primeiro movimento a ser realizado.

Outros movimentos são muito importantes neste novo momento da sua vida. Esteja 100% presente (soa familiar?). Essa é a base de tudo, esteja presente e com o foco no que está acontecendo agora, pois é no presente que você pode fazer alguma coisa. Estabeleça o que você tem que fazer agora e quais são as suas prioridades. Portanto, tenha clareza sobre qual é o seu propósito, aonde você quer

ESTEJA PRESENTE E COM O FOCO NO QUE ESTÁ ACONTECENDO AGORA, POIS É NO PRESENTE QUE VOCÊ PODE FAZER ALGUMA COISA.

chegar e o que precisa ser feito para que esses pensamentos comecem a se tornar uma realidade.

Se preciso for – na verdade sempre é –, aprenda a conhecer-se melhor. Cursos de autoconhecimento, de programação neurolinguística e ter um mentor podem ajudar você a olhar para dentro de si e entender quem você é de fato. Saiba que corpo e mente estão diretamente ligados e entenda os seus pensamentos para usá-los a seu favor. Ou você domina a sua mente ou ela vai acabar te dominando. Quando você se conhece melhor, é possível reconhecer suas qualidades, suas aptidões e seus talentos e tirar proveito disso a seu favor. Onde você encontra essas respostas? Dentro de você.

Pense, também, em algo que você queira construir ou tornar real e ainda não o fez. Agora, se pergunte: *O que me impede de seguir em frente?* Isso já vai te dar uma direção. Com a resposta em mãos, coloque clareza no processo e se pergunte: *O que depende de mim? E o que preciso fazer para que isso aconteça?* Faça o que tem que ser feito, agora. Por último: Um passo de cada vez, comece pelo simples, porque é o simples que funciona.

CONSTRUINDO O FUTURO

Perdi muito tempo "tentando" ganhar dinheiro, por achar que isso era sinônimo de sucesso. Mas quem tenta não consegue. Sem nem saber o que era propósito, eu queria fazer o que me desse dinheiro. Assim foi o meu encontro com o mercado financeiro, no qual aprendi uma lição muito valiosa: dinheiro não pode ser fim, mas sim consequência de um trabalho bem-feito. Isso é a essência de um profissional de sucesso. Descobri que a minha missão de vida é ajudar as pessoas que queiram ser ajudadas e honrar a minha família.

O SUCESSO É TREINÁVEL

Por "acidente", fui parar no Hora H, curso do Joel Jota, e encontrei uma coisa que faltava na minha vida: o ambiente adequado, com estímulos de um mentor de verdade, congruente e sincero, mas, acima de tudo isso, a inspiração para entrar em ação. Lembro-me de um rapaz chamado Leandro, que se sentou ao meu lado no Hora H e queria parar de fumar e saiu de lá ex-fumante, porque em dez minutos de conversa eu o ajudei a largar o vício do cigarro. Missão de vida, entendeu?

Apesar de saber a minha missão e ter a certeza de que tenho um dom, um talento natural para ajudar as pessoas a superar suas limitações, me faltava a capacidade de agir, limitado pelas minhas crenças. Foi quando descobri o real sentido da frase "antes feito do que perfeito" conjugada a "não precisa correr, basta não parar".

Comecei ajudando os colegas e alunos no curso de um amigo e mentor. Depois vieram mais oportunidades de parceria com outros profissionais, que antes eram meus professores. O treino me deixou cada vez melhor e mais preparado.

O que quero mostrar é que não bastava querer, não bastava mentalizar o meu sucesso, eu tinha que agir, construir o meu futuro. Eu podia ficar com medo do julgamento alheio, pensar que não estou pronto, ter medo de começar uma nova carreira, deixando para trás doze anos de advocacia. Mas tomei a decisão de seguir e não olhar para trás. Tenha clareza de aonde quer chegar e acima de tudo como você vai fazer isso. É importante saber aonde quer chegar, mas treinar o método – o caminho – de como chegar lá é essencial.

Atualmente, tenho me dedicado à realização de mentorias e cursos voltados em especial para traders. Por isso, é fundamental e inegociável que haja congruência e consistência nas minhas ações. Congruência para fazer o que se fala, servindo de exemplo e de inspiração.

Sem isso, eu me sentiria uma farsa. Isso um dia foi uma crença que me limitou. Como eu resolvi? Fazendo o que eu disse que faria.

Lembro-me de uma das diversas *lives* infinitas entre o Joel Jota e o escritor Jacob Petry em que ele disse que Napoleon Hill, autor do famoso livro *Quem pensa enriquece*, da Editora Fundamento, chegou a falir uma vez, porque sabia toda a teoria sobre sucesso, mas não tinha aplicado em sua vida. Pratico a consistência nas minhas ações, busco sempre ser o melhor, aprender mais e estar mais preparado para entregar o melhor conteúdo. Tenho domínio sobre o que eu falo e não me julgo por aquilo que não sei.

Contudo, é importante que a consistência seja constante, ou seja, a constância é o que realmente importa. Não adianta ser consistente dia sim, dia não. Como elimino o medo da minha vida? Tendo clareza de aonde quero chegar e criando metas atingíveis e exequíveis, para fazer o que tem que ser feito.

Como elimino a ansiedade da minha vida? Eu me pergunto se tenho poder sobre algo que me incomoda e que está no futuro. Se nada posso fazer, não dou atenção. Se posso fazer algo a respeito, planejo, analiso o risco se for necessário e ponho em ação. Tenho para mim que onde você colocar o seu foco é onde a sua mente vai ficar.

UM PASSO DE CADA VEZ, COMECE PELO SIMPLES, PORQUE É O SIMPLES QUE FUNCIONA.

O SUCESSO É TREINÁVEL

Se você deixar o seu foco nos problemas, eles ficarão ainda maiores. Talvez, você se pergunte: Devo esquecer os meus problemas? Não, você deve dar a atenção necessária para entender o que de fato está acontecendo e com isso mudar o seu foco para pensar nas possíveis soluções, se elas existirem.

Descobri que tenho um talento natural para arrumar soluções. Sempre fui assim, e ainda sou, sempre dou um jeito de resolver os meus problemas. Procuro focar em coisas positivas e assim atrair positividade para a minha vida. Agradeço todos os dias e o Universo me manda mais razões para agradecer.

Os erros acontecerão, ninguém acerta 100% do tempo, mas estou preparado para aprender com eles. Acredito que todo erro sempre gera um aprendizado. Aprendi que, se for para errar, que seja rápido e que seja barato. Fico pensando que, se somos a imagem e semelhança de **Deus**, os únicos seres que conseguem construir a própria realidade, inclusive temos o livre-arbítrio para fazer o que quisermos das nossas vidas, pergunto a você: Até quando vamos aceitar viver uma vida de escassez? Será que é isso que você merece, sofrer?

APRENDI UMA LIÇÃO MUITO VALIOSA: DINHEIRO NÃO PODE SER FIM, MAS SIM CONSEQUÊNCIA DE UM TRABALHO BEM-FEITO.

Mas, antes de querer alcançar o sucesso, é importante entender, afinal, o que é o sucesso. O livro *As 16 leis do sucesso*, Jacob Petry, da Faro Editorial, diz que o sucesso não é sinônimo de dinheiro, mas sim de realização pessoal, sendo comum haver essa confusão porque muitas vezes a realização pessoal acaba sendo recompensada financeiramente. Por isso, é importante que tenhamos clareza sobre os nossos objetivos. Precisamos saber onde queremos estar, por exemplo, daqui a um ou daqui a cinco anos. A pergunta que não quer calar é: *O que realmente me traz realização pessoal?*

Tem muita gente perdendo tempo e desperdiçando seu talento em atividades que não lhe trazem nenhum tipo de realização. Ou pior, às vezes acabam reféns do dinheiro que recebem em trabalhos que lhes deixam extremamente frustrados e descontentes. Na programação neurolinguística, utilizamos a pirâmide de níveis neurológicos para saber exatamente onde precisamos melhorar para ter mais resultados. Você pode desenhar uma pirâmide dividida em seis níveis da base até o topo com as seguintes palavras: ambiente, comportamento, capacidade, crenças, identidade e visão (topo da pirâmide).

Por isso, minha pergunta é: *Quem você é e aonde você quer chegar?* A sua evolução será: sair de onde está (estado atual A) para onde você gostaria de estar (estado desejado B). Utilize a clareza para adquirir os recursos necessários para se mover de A para B. Se pergunte sobre o que precisa fazer para alcançar o sucesso. Os recursos para atingir seus objetivos e o sucesso não são, necessariamente, financeiros, mas podem passar, por exemplo, pela mudança de comportamentos, pelo treino para adquirir novas capacidades ou pela mudança de ambiente. Se pergunte: *O que estou fazendo me deixa mais perto ou mais longe dos meus objetivos?* Se for positivo, continue, mas, se for negativo, elimine.

O SUCESSO É TREINÁVEL

Para ser um excelente profissional (identidade) em uma nova área, é necessário dedicar tempo para estudar e treinar (capacidade), num local adequado (ambiente), mesmo que canse. As interferências podem ocorrer no seu **ambiente**, que pode ser inadequado ao que deseja, pela convivência com pessoas tóxicas e negativas, ou talvez por certos **comportamentos** que sabotam você, como, por exemplo, procrastinar os estudos. Tudo aquilo que pode interferir nos seus resultados, elimine o quanto antes. Ao se perguntar se tem conhecimento técnico específico para certa atividade, perceba se há **capacidade** para tal realização com sucesso. Tudo isso fará com que você tome as decisões certas para continuar na jornada rumo ao **sucesso**.

Por isso, saiba que você merece ser feliz. Convido você a fazer um exercício bem leve e simples. Topa? Em um local tranquilo, feche os seus olhos, respire fundo e lentamente por, pelo menos, três vezes. Permaneça de olhos fechados e continue respirando e comece a lembrar de momentos de felicidade, lembranças em que você se sinta feliz e realizado, inclua também lembranças de pessoas especiais. Faça isso e sinta o que você sente. Faça isso por alguns minutos e depois volte aqui.

Você deverá se sentir bem, pois direcionou seu foco para lembranças boas.

Percebeu que o corpo sabe como é a sensação de ser feliz e realizado. Você acabou de sentir isso? Então, o sucesso já faz parte de você e vive em você, lembre-se disso. Permita que ele sempre faça parte da sua vida. A mensagem que quero deixar é de que o sucesso faz parte das nossas vidas e nós merecemos viver em plenitude e abundância, só que nos esquecemos disso, às vezes. Encontre a direção para o seu sucesso, tenha clareza de aonde quer chegar, leve consigo somente o que é realmente importante e elimine as interferências e os pesos extras. Faça o que tem que ser feito, porque, afinal, o sucesso é treinável.

Gratidão.

OS ERROS ACONTECERÃO, NINGUÉM ACERTA 100% DO TEMPO, MAS ESTOU PREPARADO PARA APRENDER COM ELES.

CAPÍTULO 14

RIVO BÜHLER JR.

Rivo Bühler Jr. nasceu em Montenegro (RS). Curioso, formou-se em Publicidade, foi músico profissional e administrador de empresas. Descobriu sua missão por acaso, quando percebeu que a assessoria de investimentos que dava aos amigos podia se tornar uma nova carreira. Casado com Fabiana e pai de Sofia e Pedro, há mais de uma década, dedica-se a ajudar pessoas a realizar seus sonhos por meio da assessoria de investimentos.

EMPREENDER COM PAIXÃO E COMPAIXÃO

Os maiores problemas que vivenciamos por não atingir o sucesso na vida ou na carreira estão dentro de nós. Para mim, é possível identificar três problemas principais. O primeiro é justamente achar que o problema está fora, que é uma causa externa. Por causa disso, colocamos a culpa em vários fatores: no salário mirrado, no governo que não dá incentivos ou cobra impostos caros, na economia em crise etc. Enumeramos problemas externos e pouco olhamos para onde deveríamos, que é para dentro de nós. Quando percebemos que muitas pessoas conseguem atingir o sucesso no mesmo ambiente ou até em situações mais extremas, fica claro que a única coisa que está no nosso controle e que podemos modificar somos nós mesmos.[1] Entender esse pensamento e ter essa visão são o início da nossa caminhada rumo ao sucesso.

O segundo problema é o que temos em nossa mente. O que absorvemos na nossa caminhada, algo que costumo chamar de "repertório".

---

[1] Tenha em mente algo importante: minhas considerações sobre o sucesso que vou compartilhar neste capítulo falam de possibilidades do âmbito individual. Não se trata de uma análise sociológica. Ou seja, uma análise que leva em conta fatores externos que podem impedir as pessoas de serem bem-sucedidas. (N. do A.)

O SUCESSO É TREINÁVEL

Ele deve ser suficiente para me colocar à prova, para eu alcançar meus objetivos e sonhos. O que recebi e assimilei de princípios? Quais são eles? O que consumi de livros e estudos em minha vida? O que aprendi com os meus erros e os erros dos outros? O que tenho de repertório é suficiente para performar em um mundo tão competitivo?

O terceiro e mais importante, que também pode ser a solução, é: O que vou apresentar no "show da vida"? O que vou colocar para fora? Estou enviando para o Universo o meu melhor? Tenho conhecimento e repertório suficientes? Na Hora H, no palco da vida, preciso estar pronto e apresentar as minhas melhores "canções".

Sei que não é fácil. Quando não atingimos o sucesso, nos deparamos com vários sentimentos. Alguns deles nos distanciam ainda mais do sucesso, nos levam para o lado contrário ou nos fazem desistir (que é a pior atitude que podemos ter).

Precisamos combater esses sentimentos que nos levam para o caminho errado com todas as nossas forças. Frustração é o mais comum deles quando não alcançamos metas importantes. Todos em algum momento vão ter esse sentimento devido à nossa natureza imperfeita e complexa.

Insegurança é outro sentimento comum, com base no que acreditamos ser uma insuficiência de um "repertório" pequeno. Muitas vezes, não são nossos recursos interiores que estão faltando, mas o nosso padrão que está muito elevado. Se estivermos sendo guiados por padrões perfeccionistas, essa "régua" pode ser danosa também. Não podemos bloquear nossas ações por causa de uma autocrítica excessiva.

E um outro sentimento do qual pouco se fala é a solidão. Uma sensação extrema de não fazer parte do "grupo do sucesso", de estar separado de outras pessoas, de si mesmo e da vida.

"PLANEJAÇÃO" E TRABALHO CONSTANTE

Existem vários motivos para não atingir o sucesso, mas alguns se destacam. No início do capítulo, falei que um dos motivos é colocar a culpa nos outros, em causas externas.

Assim como acreditar que o sucesso ou o fracasso está ligado à boa ou má sorte, precisamos olhar para dentro e perguntar: *O que posso fazer hoje e que vai me levar para atingir os meus objetivos?* O que preciso modificar em mim para conseguir assumir o controle da minha vida e não depender de causas externas?

O segundo grande motivo é a falta de ação. Ficar só no campo do planejamento, do pensamento, e não agir. Adotei um neologismo na minha vida (inclusive foi o nome que eu usei para o grupo de aceleração do Joel Jota do qual fiz parte), "planejação", ou seja, planejar e agir. Se não deu certo, mude rápido, mas faça. Agir é o segredo. Primeiro, planeje, segundo, aja e, terceiro, saiba qual é o ponto de chegada. O filósofo Sêneca já dizia: "Se um homem não sabe para qual porto está navegando, nenhum vento será favorável".[2]

Para mim, a ideia da "planejação" está aliada a uma frase que se tornou um mantra na minha vida e que eu acredito que é uma forma de estarmos focados para treinar todos os dias em busca da nossa prosperidade e sucesso. Todos os dias, digo a mim mesmo: "O sucesso é uma viagem e não um fim". Tenha em mente os seus objetivos, tenha em mente o caminho que precisa ser percorrido para você alcançar o sucesso, fatie este caminho e descubra quais são os lugares que você vai passar até chegar ao seu destino. Curta esses lugares ao máximo, ande devagar, mas ande. Joel Jota disse: "Não precisa acelerar, basta não parar", uma frase incrível e

---

[2] Fonte: https://motivacaoefoco.com.br/nenhum-vento-sera-favoravel/. Acesso em 10/06/2020. (N. do A.)

verdadeira. Nesse caminho, se você criar micro-objetivos, não irá se cansar e, a cada ponto alcançado, estará melhor e mais preparado para o próximo passo. Pense como se fossem pontos de chegadas curtos, que vão evoluindo ao longo do tempo. Vibre em cada vitória, pois o mais importante é seguir em frente, de forma constante, na busca da realização progressiva de um objetivo que visa ao sucesso. Nesses momentos, sempre penso na frase: "Quando paramos de crescer, começamos a morrer".

PRINCÍPIOS CLAROS E ROTINA CONSISTENTE

Por toda a minha vida, tive a oportunidade de conviver com pessoas em cargos de liderança. Meu pai foi técnico em contabilidade até se formar em Direito, depois foi promotor de justiça em Rondônia, onde tirou primeiro lugar em um dos concursos mais concorridos da época. Minha mãe foi dona de casa, mas sempre manteve trabalhos voluntários e sociais em sua vida e acabou sendo a primeira mulher vereadora na minha cidade. E a primeira mulher e, até hoje única, prefeita de Montenegro, no Rio Grande do Sul. A mãe de minha mãe, minha avó, ficou viúva aos 40 anos e criou quatro filhos lavando roupa com a ajuda de uma tábua, um tanque e as próprias mãos. Meu avô paterno foi vereador e prefeito nessa mesma cidade gaúcha e também se destacou como a pessoa que ajudou muitos imigrantes

SE VOCÊ CRIAR MICRO-OBJETIVOS, NÃO IRÁ SE CANSAR E, A CADA PONTO ALCANÇADO, ESTARÁ MELHOR E MAIS PREPARADO PARA O PRÓXIMO PASSO.

e cidadãos da nossa cidade de origem a tirar carteira de trabalho. Ele foi o primeiro representante do Ministério do Trabalho quando Getúlio Vargas criou as leis trabalhistas, e, depois, foi corretor de seguros, falecendo aos 60 anos. Minha avó paterna tinha 55 anos na época. Ela não sabia dirigir – nem carro eles tinham, na verdade. Depois de viúva, tirou carteira de motorista, comprou um carro e assumiu toda a carteira de seguros do meu avô. Não só assumiu como também expandiu, construiu a maior carteira da sua região e tornou-se a maior vendedora que já conheci. Para você ter uma ideia, ela tinha um armário cheio de presentes para dar aos seus clientes, o que chamo de princípios de encantamento, e só comprava produtos e serviços de seus clientes, o que chamo de princípio da reciprocidade. Resumindo, tinha um talento nato para as vendas.

Como assessor de investimentos, tenho a convicção de que ajudo as pessoas a realizar sonhos, pois, independentemente da profissão de cada cliente, é através de seus recursos financeiros que ele vai conquistar seus objetivos. Eu me conheço bem como profissional. Além de assessor de pessoas há mais de onze anos, eu já investia meus próprios recursos antes e era o conselheiro dos amigos. Ou seja, lá se vão mais de vinte anos ajudando as pessoas a investirem melhor.

Para isso, vou compartilhar alguns hábitos que criei ao longo do tempo. Estudo muito essa área do conhecimento. Tenho uma meta simples que cumpro há anos: ler um livro por semana, seja da minha área, seja técnico, sejam biografias e romances. Amo o que faço, pois ajudo as pessoas, através da educação financeira, a conquistar seus objetivos. Tenho uma crença inabalável em mim e na minha capacidade para realizar meus objetivos. Mas, principalmente, aprendi tudo isso olhando para dentro de mim e para a minha volta. As cinco pessoas da minha família que citei me ensinaram a ter princípios, e esses princípios não mudam e me levaram

O SUCESSO É TREINÁVEL

a ter sucesso. Metas podem mudar, pois existe mais de um caminho para atingi-las. Princípios nunca mudam. Honre o seu passado, sua família, seu caminho e seus princípios.

E acredite que nada vem por acaso. Sabe a máxima "Sucesso só vem antes do trabalho no dicionário"? Eu aperfeiçoei para "Sucesso só vem antes do **treinamento** no dicionário". Sigo à risca muitos dos princípios do meu mentor Joel Jota. Tenho uma rotina de entrada e de saída no meu dia a dia que vou compartilhar, pois pode ser útil para você criar a sua rotina, uma que faça sentido para a sua atividade. O importante é criá-la.

Acordo às quatro e meia, vou direto para o meu banho de contraste (um banho frio) quando mentalizo e falo frases de efeito para mim mesmo. Às cinco horas, estou lendo ou fazendo alguma reunião com mentorados, horário que não atrapalha a rotina de ninguém, na verdade, só aumenta a nossa capacidade de entrega ao longo do dia. Medito das seis até às sete horas. Às sete e quinze, vou para o meu escritório de investimentos em uma van, algo que me possibilita ler notícias do mercado durante o trajeto de quarenta minutos. Apesar de possuir carro, sou adepto do transporte coletivo ou de aplicativos para ter mais tempo de leitura. Chego ao escritório às oito horas, reviso todos os e-mails, olho minha agenda e compromissos.

Faço a Reunião N3 (método ensinado pelo consultor Vicente Falconi). Durante trinta minutos, revemos o dia anterior e preparamos com clareza o dia que acabamos de começar. Das nove até às onze e meia, ligo para clientes, ajudo em suas aplicações do dia e realizo contatos comerciais que podem gerar novos negócios. Das onze e meia ao meio-dia, resolvo pendências operacionais. Reservo sempre o meu almoço para oportunidades de relacionamento, seja com clientes, seja com potenciais clientes.

Na parte da tarde, de uma e meia às cinco e meia, me dedico a fazer relacionamentos em vários níveis. Eu os classifico da seguinte forma: primeira reunião (quando conheço e me apresento a um futuro cliente ou parceiro), segunda reunião (quando apresento um plano de negócio, investimentos para o meu *prospect*) ou reuniões de relacionamento com clientes da minha base. No final do dia, das cinco e meia às seis horas, preparo o dia seguinte: minha Reunião N3 e minha agenda.

A noite é o horário da família, onde procuro fazer alguma atividade física com minha esposa Fabiana e dar atenção para Sofia e Pedro, meus dois amados filhos. Também tenho uma rotina de saída: desligarmos as telas, computador, celular, TV etc., em até uma hora antes de deitar, ajuda a preparar a mente para um sono tranquilo. Tomo um banho para relaxar e, na cama, converso com minha esposa assuntos familiares e leio um livro, até onde meus olhos aguentarem.

Agora que você já sabe como funciona meu dia a dia – como disse, ter rotina é fundamental para atingirmos nossos objetivos –, vou compartilhar o meu passo a passo. Para treinar o nosso sucesso, precisamos seguir alguns passos e deixar isso bem claro. Precisamos primeiro conhecer muito bem a nós mesmo. Falei que o sucesso está dentro de nós, e não fora, isso é fato. Então, precisamos alimentar o nosso eu e precisamos conhecer muito bem o que faremos.

Como podemos fazer para nos conhecer melhor e, ao mesmo tempo, alimentar a melhor versão de nós mesmos? Estudando. Não há nada que substitua o conhecimento. As pessoas de sucesso têm sempre presente nas suas vidas o estudo. Estude sempre, leia sempre e escute sempre, estes são processos constantes, sem fim. Descubra o seu talento. Precisamos descobrir claramente o nosso. Como? Procurando aquilo que faz o nosso olho brilhar, aquilo que

O SUCESSO É TREINÁVEL

você faz com maestria, mas também com simplicidade, algo que parece fácil para você.

Então, o primeiro passo é nos conhecer e estudar, alimentar constantemente esse conhecimento. O segundo passo é descobrir o nosso talento e colocar ele para fora, apresentá-lo ao mundo. O terceiro é simples e muito importante: Ame o que você faz. Simples assim, não conheço nenhuma pessoa de sucesso que não ame aquilo que faz. Quando se ama, as pessoas descobrem isso no olhar e todos gostam de fazer negócio com pessoas que exalam paixão. Você ama o que faz ou faz simplesmente pelo dinheiro? Se você faz por dinheiro, independentemente do valor ganho, você sempre será mal pago.

Certa vez, escutei uma frase citada por um mentorando em uma aula do Joel Jota: "Eu era tão pobre, tão pobre, que a única coisa que eu tinha era dinheiro". Reflita sobre essa frase e faça algo na sua vida por amor e não por dinheiro. E, por último, acredite no que você faz. Tenha um propósito e tenha convicção dele. Precisamos ter uma crença inabalável em uma ideia, em um produto ou em um serviço. Todas as pessoas de sucesso têm essa crença fanática por aquilo que fazem. Não conseguiremos nos vender se não tivermos a convicção que somos bons, que somos os melhores naquilo que fazemos. O universo é um espelho e devolve a cada pessoa o que refletimos para ele, sejam nossos pensamentos, seja nosso amor, sejam nossas crenças.

Nascemos neste mundo para viver uma vida plena. Acredito muito nisso. Tenho no fundo do meu coração um sentimento profundo, não quero que o outro sofra. Meu coração e meu ser são repletos de compaixão. Busco sempre, incondicionalmente, o melhor para o meu cliente e para todos os seres que convivo. Vejo que a frustração, a tristeza e a solidão de não conseguir bater uma meta, de não atingir os seus objetivos e se afastar do sucesso são um dos maiores males da humanidade e uma das principais causas da depressão. Em contrapartida, também sei que não existe felicidade plena, mas sim momentos felizes que passamos em nossa vida. E proporcionar esse sentimento ao próximo é uma virtude para mim e um motivo de alegria. Também sei que tudo é impermanente, nada dura para sempre, tudo tem início, meio e fim. Precisamos, sim, buscar ao máximo vivermos momentos felizes o tempo todo, mas temos que ter a consciência que eles vão e voltam. Por isso, é fundamental e importante treinar nossas habilidades, aumentar o nosso conhecimento, amar, confiar e seguir em frente sem desistir para encontrar o sucesso.

Então, aprecie o caminho, pois é nele que está o verdadeiro sucesso e é nele que está o nosso motivo, é nele que encontramos a vida real e plena. Neste exato momento, estou aqui, escrevendo essas palavras para você, 100% presente. Não escrevo isso ontem nem amanhã, escrevo agora, e você lê agora. Então, o meu conselho é: Viva o presente, curta este momento, curta o seu caminho e não desista nunca. Como diz o Joel Jota: "O oposto de sucesso não é o fracasso, e sim a desistência". O sucesso não é o fim, ele é justamente o caminho para a nossa tão sonhada felicidade.

APRECIE O CAMINHO, POIS É NELE QUE ESTÁ O VERDADEIRO SUCESSO E É NELE QUE ESTÁ O NOSSO MOTIVO, É NELE QUE ENCONTRAMOS A VIDA REAL E PLENA.

CAPÍTULO 15

ROSI JOB

Rosi Job é mentora e há duas palavras que a definem bem: pessoas e resultados. Pessoas porque Rosi acredita que existe um potencial inexplorado dentro de cada um que precisa ser ativado. Resultados porque ela entende que essa é a maior fonte de automotivação e reconhecimento no mundo. Sua missão é ajudar pessoas a maximizar seu o potencial na vida profissional e pessoal.

NÃO TENHA MEDO DE SER GRANDE

Você tem medo de ser grande? Eu tinha. Por algum motivo, eu achava que ser grande era o oposto de ser humilde, cheguei a me preocupar com o que as pessoas iam pensar se deixasse clara minha intenção de ser promovida e crescer profissionalmente. Tenho o privilégio de conviver com muitas pessoas diferentes nas minhas turmas de mentoria, sempre fui líder de equipes grandes, convivo no ambiente corporativo com muitos executivos, empresários e gestores, e percebo que, quando se fala em conquistar o topo e ter sucesso, as pessoas associam isso a algo difícil e muitas vezes inatingível. Por várias razões: muitas vezes acreditam que não vão dar conta, que não possuem conhecimentos e habilidades suficientes para sonhar com o cargo ou a posição de liderança. Até acham que isso não é para elas e acabam se contentando com menos do que podem ter, ser e fazer. Outras pessoas sofrem por não trabalhar com algo que ultrapasse o mero ganho salarial, não enxergam razão no que fazem, não são felizes, estão no piloto automático, trabalhando com atividades que não gostam, em um ambiente que não faz bem e com pessoas que não acrescentam nada, só porque precisam daquela renda para sobreviver.

Em muitos momentos da minha vida, tive medo de fracassar. Esse medo tentou me paralisar. Teria sido muito mais fácil ser mediana, pois não precisaria ter que me preocupar com o que as pessoas iriam pensar, meu nível de esforço seria muito menor, e não teria que encarar o sentimento de incapacidade e frustração caso não conseguisse chegar. Você já deve ter tido aquela sensação de profundo conflito e dúvida: se não der certo, se não for isso que estou pensando, se a minha escolha estiver errada, vou me arrepender por ter trocado a minha "segurança" financeira por algo arriscado. E ao mesmo tempo, pensar: se eu não fizer uma escolha agora, posso conviver com o remorso de ter vivido uma vida muito aquém do que eu realmente gostaria de viver.

Enquanto você não tiver um objetivo claro e definido, construído a partir de quem você é, de qual é sua verdadeira paixão, a vida continuará rodando em círculos, e você estará desperdiçando tempo e energia. Além disso, sucesso é treino e é sequencial. Portanto, a falta de foco, disciplina e consistência serão um impeditivo para chegar ao topo. Não existe uma fórmula mágica, mesmo que você saiba aquilo que faz de melhor, vai precisar de um alto nível de esforço e dedicação para superar a mediocridade. Muitas vezes as pessoas desistem e fracassam porque não têm um plano, composto por metas e métodos, e isso torna a jornada muito mais vulnerável e cansativa.

Decidir o que se quer fazer é muito importante. Porque não decidir também é uma decisão, entende? A capacidade de decidir está diretamente associada ao sucesso em todas as áreas da nossa vida, não somente na profissional. Na condição de adultos, decidimos o tempo

ROSI JOB

15

A CAPACIDADE DE DECIDIR ESTÁ DIRETAMENTE ASSOCIADA AO SUCESSO EM TODAS AS ÁREAS DA NOSSA VIDA, NÃO SOMENTE NA PROFISSIONAL.

inteiro sobre que tipo de vida teremos, seja nos relacionamento, seja na saúde, seja nas finanças, seja na carreira...

A meu ver, a decisão é ponto de partida para o sucesso. Primeiro, você decide o que você quer, aonde quer chegar e como vai fazer isso. Ter foco, disciplina e ser constante ou não são decisões. Se posicionar diante da vida como uma vítima também é uma decisão. Por isso, a autorresponsabilidade é essencial para quem quer viver uma vida acima da média, porque não vai dar para culpar ninguém por aquilo que você não fez ou não conquistou. Decida a vida que você quer ter; depois, viva por isso! Mas não tenha medo de mudar de opinião. Suas decisões de agora podem mudar daqui a dois anos e não tem problema. Mude e prossiga! Acreditar que não podemos mudar, ajustar, refinar e que precisamos ter todas as certezas para começar, muitas vezes, é o que nos impede de avançar.

SUCESSO NÃO VEM PRONTO. É PRECISO TREINO

Comecei a trabalhar formalmente aos 15 anos na empresa do meu pai, onde fui funcionária por alguns anos. Aos 21, comecei como vendedora em uma multinacional, na qual tracei meus objetivos e agi com o intuito de alcançá-los. Naquele momento, eu já tinha reconhecido

O SUCESSO É TREINÁVEL

uma predisposição para liderar e uma capacidade de entregar resultados acima da média e isso me diferenciava. Galguei todos os cargos e, em menos de quatro anos, estava no lugar em que eu havia planejado, como gerente-geral de uma das maiores lojas do Brasil. Essa ficha caiu em uma convenção nacional com todos os gestores, executivos, diretores e presidentes em que fui reconhecida como uma das cinco melhores gerentes do Brasil por conta dos resultados apresentados. Tremi por vinte minutos e aquela cena ficou cravada na minha memória: eu saindo do meio de 1.300 pessoas e indo para o palco receber aquele troféu. Sim, o sucesso é treinável, fui a prova disso, ele não veio pronto e nem aconteceu do dia para noite. E senti como se um filme passasse pela minha cabeça e a seguinte pergunta se colocou: *O que me levou até aquele palco?*

Hoje, entendo que foi o fato de saber aonde eu queria chegar que direcionou todas as minhas ações. Inclusive, nos meus estudos, 90% do que eu lia e aprendia estavam relacionados com liderança, gestão de pessoas e formação de equipe de alto desempenho. Foco, disciplina e muita consistência para fazer o que tinha que ser feito, não o que eu achava ou gostava de fazer. Acredito que resultado e autorresponsabilidade também fazem parte dessa composição: entendi que, apesar de ser uma pessoa dedicada, a minha performance seria a única maneira de validar isso, então sempre fui ultrarresponsável por tudo que acontecia, aprendi muito com os erros e insucessos, e usei as vitórias para me mostrar que estava no caminho certo.

Tenho, para mim, que somos os capitães do próprio destino e para isso, ao longo da minha jornada, adquiri hábitos que uso todos os dias para treinar as minhas principais habilidades que vou compartilhar agora:

- **Deixo claro o que e quem são as minhas prioridades.** Faço esse exercício diariamente e essa análise me dá segurança para saber o que preciso fazer agora, o que posso fazer depois, o que posso delegar e o que devo eliminar.

- **Rotina definida.** Tenho uma rotina que sigo fielmente. Pela manhã, acordo às cinco horas, conecto-me com Deus, em seguida leio e estudo. Após isso, listo minhas atividades do dia e as executo. À noite, intercalo dias de estudo e dias dedicados a mentorias. Por fim, me desconecto e tenho um tempo só com minha família.

- **Foco, disciplina e consistência.** Para conseguir manter minha rotina e avançar em direção aos meus objetivos, preciso de alguns elementos:
    1. **Foco:** concentro-me em uma única coisa por vez e digo não para todas as outras;
    2. **Disciplina:** entendo que é preciso fazer inúmeras vezes a mesma coisa para atingir a excelência;
    3. **Consistência:** não desisto, sei que há dias mais difíceis que não são como planejei, mas volto e digo para mim mesma: "Foi só um dia duro, vamos, de novo!".

- **Definir o próximo passo.** Outro ponto importante, também, é se perguntar diariamente qual é o próximo passo. Qual é a minimeta? Entendi que o jogo do progresso era melhorar um pouco todos os dias. Isso fez com que eu parasse de procrastinar muitas coisas e as coisas começaram a acontecer.

O SUCESSO É TREINÁVEL

Quando as pessoas me perguntam por onde podem começar, falo de três passos práticos e decisivos igualmente importantes. São eles:

1. DESCUBRA O QUE VOCÊ REALMENTE QUER

Responda perguntas como: Quem sou eu? Quais são meus valores, princípios e crenças? O que me faz feliz? O que faço muito bem e me realiza? O que é sucesso para mim? Como quero ser visto pelas pessoas que trabalham comigo, por minha família e pelos amigos? Qual é o tipo de vida que quero ter? Feito isso, todas as suas ações, escolhas e decisões precisam estar alinhadas com esse propósito. Tenha clareza e lealdade a você mesmo, esse é o primeiro passo.

2. SEJA O ÚNICO RESPONSÁVEL PELA SUA JORNADA. ESTA DECISÃO MUDA O JOGO

Aceite que você é responsável por seus resultados, mas não só por isso. Você é responsável por como tratar as pessoas e por como elas se sentem. Como você se comunica e como é entendido. Por seu nível de conhecimento, superficial ou profundo. Por ter foco, disciplina e consistência ou por ser inconstante e indisciplinado. Por persistir ou desistir. É com você, não transfira para ninguém.

3. GERE RESULTADOS

Tenha um plano com metas específicas, com métodos que levem você aos resultados esperados, faça o que tem que ser feito, não negocie performance, construa e proteja sua marca pessoal. Cheque o que deu certo, ajuste o que não deu, refine, não pare de melhorar, é isso que vai te diferenciar da multidão. O mundo premia quem desempenha.

Todos os dias, nos deparamos com um desafio comum: dar o nosso máximo, ser responsáveis pelos nossos resultados e criar uma vida alinhada aos nossos princípios e valores. Confie em você, assuma um compromisso irrevogável de viver a sua vida e não a vida do outro, se orgulhe dos resultados, respeite o seu tempo, acredite na sua jornada. Treine as suas habilidades, treine até conseguir, não desista. Muitas vezes o que diferencia as pessoas bem-sucedidas das que não são é exatamente a persistência. Acredite, o sucesso é treinável para quem se permite ser treinado. A vida ensina, os sucessos ensinam, os fracassos ensinam, as pessoas ensinam, permita-se ser lapidado por todas essas circunstâncias. O passado não volta, não temos controle do futuro, o tempo não nos espera, portanto não há tempo para ser infeliz. Comece agora!

O PASSADO NÃO VOLTA, NÃO TEMOS CONTROLE DO FUTURO, O TEMPO NÃO NOS ESPERA, PORTANTO NÃO HÁ TEMPO PARA SER INFELIZ.

CAPÍTULO 16

THAISE RIBEIRO

Thaise Ribeiro acredita que talentos naturais são insumos para desenvolver competências profissionais. Apaixonada por desenvolvimento pessoal, iniciou sua jornada como mentora de transição de carreira ao perceber que as pessoas que se conectavam a ela queriam entender melhor como uma enfermeira se transformou em professora e treinadora. É criadora, também, do movimento #pivotesuacarreira.

POR MAIS IMPROVÁVEL QUE SEJA, VOCÊ PODE, SIM, MUDAR!

É completamente legítima a nossa busca da tão sonhada realização profissional. Por causa dessa busca, passei por um processo de transição de carreira bastante intenso, em que migrei de enfermeira, responsável técnica e auditora em gestão da qualidade para uma profissional de desenvolvimento humano que ajuda outras pessoas a mudar de carreira e encontrar sua realização profissional. Durante essa jornada, percebi que não estava sozinha. Poucas pessoas têm coragem de demonstrar sua vulnerabilidade e confessar que não estão felizes e que gostariam de mudar. Eu percebia pela quantidade de "graças a Deus, sextou" nas redes e rodas sociais que, embora alguns disfarçassem melhor do que outros, eu não era a única insatisfeita por ali.

Notei que muito da minha angústia era medo de parecer fracassada, não queria arcar com as consequências das mudanças de hábitos e dos novos posicionamentos que teria que fazer. Isso me faz lembrar um trecho da música "Quando o sol bater na janela do teu quarto", da Legião Urbana: "Toda dor vem do desejo de não sentirmos dor".

O SUCESSO É TREINÁVEL

Se você não enfrentar a dor do crescimento, enfrentará a dor da frustração. Não existe meio-termo e não é possível fugir, pois não agir também é uma escolha, que trará como consequência o mesmo resultado do círculo vicioso.

Sei que tomar essa decisão não é fácil. Há o medo do julgamento dos outros. Teve época em minha vida que eu sentia muito medo de ser vista como uma "fraude", por causa da minha baixa autoestima, do meu sentimento de inadequação, frustração e vergonha. Sempre que me perguntavam em que eu trabalhava, me sentia ainda mais deslocada! Formei-me em Enfermagem, porém, já no último estágio, eu sabia que não conseguiria exercer a profissão. A enfermagem me trazia dor, costumo dizer que a motivação estava certa, porém escolhi a ferramenta errada para manifestar meu talento. Escolhi a enfermagem motivada pelo meu desejo de ajudar pessoas, mas a enfermagem me trazia sofrimento, me sentia impotente ao lidar com as injustiças e limitações do sistema de saúde. Tinha medo da opinião alheia e o curioso é que eu nem sabia quem eram essas pessoas que poderiam me julgar ou se estavam, de fato, me julgando. O ponto é que muitas pessoas seguem suas vidas assim: desmotivadas e frustradas, se sentindo perdidas, pressionadas e inseguras em relação às suas carreiras, em dúvida se escolheram a profissão correta etc. Infelizmente, tem muita gente vivendo no modo "fazer para pagar os boletos".

Nunca me esqueço de um dia em que chorei uma madrugada toda ao materializar a minha decisão de "queimar minha ponte", ou seja, sair da Consolidação das Leis do Trabalho (CLT). Senti uma espécie de dor física ao entender que precisava cortar o cordão umbilical chamado "carteira assinada". Eu achava que estava decidida, pois me via como empreendedora. Porém, toda vez que me questionavam sobre a decisão de empreender em tempo integral, sem a muleta do salário e dependendo

100% da meritocracia que é o empreendedorismo, eu suava frio e ficava apavorada. Até que fui confrontada com essa necessidade, primeiramente, pelos meus amigos que já empreendiam e me cobravam um posicionamento, e depois pela vida, pois cada vez mais pessoas me procuravam, queriam meus serviços de consultoria e processos de desenvolvimento pessoal, fazendo com que eu me sobrecarregasse e tivesse dificuldades em equilibrar meu trabalho formal e os serviços que oferecia aos meus clientes. Percebi que, se continuasse com um pé em cada canoa, em breve eu cairia.

Como colaboradora de uma multinacional, atuando como auditora de qualidade e certificações ISO, era justo que eu desse resultado para a empresa. Como empreendedora, era esperado que eu desse um atendimento de excelência aos meus clientes. Ou seja, em algum momento, eu viria a falhar em uma ou em ambas as áreas, caso não me decidisse e me posicionasse acerca dessa situação. Viver dessa maneira não era sustentável, muito menos escalável. Era necessário agir! Revisei meu planejamento, decidi e agi! Afinal, decisão sem ação é igual a nada!

MOMENTO DE VIRADA

Durante muito tempo, fui uma menina frágil, insegura, medrosa e, por que não, "mimizenta". Eu não acreditava em mim o suficiente... Eu achava que não daria conta do trabalho, dos relacionamentos, dos meus projetos e sonhos. Justamente por isso, ao ingressar na mentoria do Joel Jota, uma de suas frases virou meu mantra: "Não pegue tão leve com você! Você aguenta!" E, pouco a pouco, essa antifragilidade foi sendo forjada em mim, alterando minhas células, meu DNA e minha identidade. Esse conceito de antigrafilidade foi criado pelo investidor e escritor Nassim Nicholas Taleb, no seu livro *Antifrágil*, para explicar a competência de crescermos em meio à adversidade, semelhante ao que acontece com o músculo, ou seja, quanto mais "estressado" o músculo é, mais forte ele fica.

Porém, só sabemos do que somos realmente feitos quando nosso caráter é posto à prova. No ano de 2019, decidi realizar um evento cujo nome era O Ponto de Virada. O foco do evento era discutir sobre as histórias de como pessoas normais pivotaram suas carreiras e seus negócios e qual foi o ponto determinante para o sucesso, ou seja, os pontos de virada de suas jornadas. Mal sabia eu que o maior ponto de virada seria o meu.

Meu pai faleceu inesperadamente vinte dias antes do evento, e, nesse mesmo período, também fiquei internada. Em meio a esse turbilhão de acontecimentos, decidi manter o meu evento, mesmo com o julgamento e as críticas de pessoas próximas. Para mim, desistir nunca foi uma opção. Eu não podia desistir, meu pai não me ensinou a desistir. Muito pelo contrário, ele foi o primeiro a dizer: "Faça o que quiser, mas trabalhe para você". Se hoje eu empreendo, devo isso a ele! Ele nunca me questionou sobre a minha decisão de pedir demissão de um emprego "seguro" porque ele sempre acreditou em mim. E como eu poderia, em meio a tanta dor de perdê-lo, ter de lidar com a dor da desistência, caso eu não fizesse o meu evento?

Assim, na beira do caixão do meu pai, pedi para aqueles que me consolavam que não me deixassem desistir. Que me ajudassem a honrar e manter minha decisão de realizar o evento. Não por mim, não por orgulho, mas por honra! Ele merecia! Naquele momento de tristeza imensa, eu lembrava que alguns meses antes, em janeiro de 2019, ele estava sentado na primeira fileira do primeiro evento que eu organizara, com um sorriso de orgulho que nem em minha formatura do bacharelado em Enfermagem eu tinha visto! Como eu poderia negligenciar uma memória assim? Eu precisava honrá-lo, mesmo que de maneira póstuma.

Hoje, olhando para trás, percebo que o sucesso é treinável, penso que a menina frágil foi substituída pela "princesa tanque de guerra", nome esse atribuído a mim por uma grande amiga. Entendi que a vida não vai ficar fácil, por isso é importante que eu fique forte e antifrágil!

GERANDO VALOR ATRAVÉS DA ESCUTA

Minhas maiores habilidades naturais são o relacionamento e o networking. Para treinar essas habilidades, escuto as pessoas, pois elas precisam ser ouvidas. O fato de fazer conexões facilmente é um motivo para eu me policiar: não basta atrair as pessoas, é necessário nutrir o relacionamento, e a melhor forma de fazer isso é gerar o sentimento de que a pessoa está sendo ouvida, acolhida e apreciada.

O networking é sobre gerar valor. Sempre que quero me aproximar de alguém, penso: Como posso ser útil para essa pessoa ou para essa organização? Caso eu não saiba a resposta, me posiciono da seguinte forma: "Meu nome é Thaise, trabalho com transição de carreira, ajudo pessoas a mudarem suas vidas profissionais através do autoconhecimento. Quero dizer que admiro muito seu trabalho e que me coloco à disposição para quaisquer demandas que venham a surgir e estejam ao meu alcance. Será um prazer contribuir".

Minha terceira maior habilidade é a empatia. Acredito que consigo me colocar no lugar do outro considerando o que é o valor do outro. Uma forma de sempre desenvolver essa empatia é aprendendo a não julgar, a amar mais, a ouvir mais, a sentir mais e a respeitar mais.

Por trabalhar com pessoas, é necessário estabelecer uma rotina de autocuidado, pois preciso estar bem (física e mentalmente) para poder ajudar o outro. Por meio de meditação, oração, exercício físico, terapia e mentorias, desenvolvo meu autoconhecimento e o autocuidado.

O SUCESSO É TREINÁVEL

A terapia e a mentoria não são rotinas diárias, mas eu sempre recorro a esses recursos quando tenho demandas internas que não consigo resolver através das minhas reflexões, orações e meditação. É extremamente importante manter uma saúde mental equilibrada, para que o corpo permaneça saudável, por isso mantenho um treino físico de forma disciplinada, para manter a sensação de autocontrole e realização na minha vida (por mais que eu goste de me exercitar, a nossa mente adora um sofá, não é mesmo?).

Para ter sucesso e para que ele seja de fato treinável é necessário autoconhecimento. Saber quem você é! E o porquê faz o que faz! Isso tira você do campo das coincidências e do acaso, torna as coisas mais previsíveis. Faz com que você saia da reatividade. Partindo da estratégia para a ação, agindo com intencionalidade. Costumo dizer que temos que agir "de" propósito e "com" propósito, sendo conscientes e autorresponsáveis por nossas ações e nossos resultados. É como em um jogo de xadrez: pensar em cada movimento, em qual estratégia aplicar e estar sempre pensando na próxima jogada. Quanto mais você se conhece, mais consciente você se torna das suas fraquezas e também de suas competências e de seus talentos.

Quando você aprende a usar isso a ser favor, consegue gerar o esforço inteligente. O esforço inteligente é também fruto de priorização. Quando aprendemos a dizer não e a priorizar, nos tornamos mais produtivos. Outro ponto importante é a autoestima: uma pessoa sem autoestima fortalecida e saudável é facilmente manipulada, pois faz quase qualquer negócio para se sentir aprovado e aceito. Fortaleça a sua autoestima, entenda que posicionamento é diferente de grosseria, que você pode discordar das pessoas sem que isso gere maiores desdobramentos. A autoestima faz você entender que a opinião do outro é apenas a opinião do outro e só. Ela não pode afetar a sua vida! Quando você entende isso, você se liberta e passa a viver e a jogar o seu próprio jogo, a viver sob suas próprias regras. Você passa a ser autor da sua própria história, como brilhantemente nos ensina o escritor Augusto Cury.

Cada pessoa é um ser único, dotado de talentos naturais, competências e habilidades. Essas características são manifestadas desde muito cedo e muitas vezes são negligenciadas. Por isso, acredito que é importante dedicarmos a maior parte do nosso tempo e energia a atividades que nos realizam e que manifestam nossos talentos e competências para obtermos melhores resultados. Por isso, acredito muito no senso de propósito e na realização como fatores importantes para uma vida mais plena e feliz. Agora, é com você!

A AUTOESTIMA FAZ VOCÊ ENTENDER QUE A OPINIÃO DO OUTRO É APENAS A OPINIÃO DO OUTRO E SÓ. ELA NÃO PODE AFETAR A SUA VIDA!

CAPÍTULO 17

THIAGO FREITAS

Líder, gestor e mentor, Thiago Freitas é apaixonado pela vida, por pessoas e por entender o que as emoções podem causar. Iniciou carreira no ramo gráfico aos 14 anos e a estruturou em uma multinacional alemã, até assumir uma posição de liderança. Ao controlar suas próprias emoções, descobriu que a felicidade estava longe disso tudo, e, aos 40 anos, encerrou sua carreira no mundo corporativo e escolheu seguir o sonho de "mudar o mundo, transformando uma pessoa por vez".

FAÇA CADA PASSO NA TERRA VALER A PENA

Olá, meu nome é Thiago. Sou uma pessoa como você, nem mais, nem menos. Trabalhei para uma empresa alemã fabricante de equipamentos para gráficas pelos últimos vinte anos e lá gerenciava a área de serviços, sendo responsável pelo bom funcionamento de todas as máquinas em território nacional. Comecei nessa empresa como técnico júnior e subi todos os degraus, um por um, dos cargos dentro da empresa, sem passar por cima de ninguém, trabalhando e esperando que um dia minha chance de sucesso chegasse. Lá no começo, ser bem-sucedido profissionalmente era a minha definição de ter vencido na vida e eu acreditava que trabalhando mais que o solicitado atingiria esse "sucesso", e então teria uma vida feliz e tranquila ao lado daqueles que amo.

Os anos foram passando e quanto mais eu subia os degraus, mais tempo trabalhava, menos tempo tinha para a minha família, menos tempo para fazer coisas que me traziam alegria e prazer, e eu, definitivamente, não conseguia perceber que a vida estava escoando pelas minhas mãos, sem que eu tivesse controle. Nesse período, a angústia começou a fazer parte dos meus dias e me peguei em sessões de terapia para resolver essa tristeza que fazia morada dentro do meu peito. Trabalho era o ambiente em que eu estava para ganhar dinheiro, felicidade era quando eu estava em qualquer ambiente que não fosse lá. Trabalho e felicidade juntos? **Impossível!**

Eu tinha um sentimento de tristeza por me sentir perdido em meio a tantos problemas, a cada trimestre era pressionado a apresentar resultados melhores, clientes demandando cada vez mais exclusividade, meu time exigindo atenção e a matriz da minha empresa me lembrando o tempo todo das necessidades que o meu cargo exigia (relatórios, metas e indicadores eram solicitados o tempo todo). Nem preciso afirmar que ficava cada vez mais horas dentro do escritório e, consequentemente, menos horas em casa. Deixei de praticar exercícios físicos com regularidade, o que para mim era uma das fontes de prazer e relaxamento.

Tempo? Só para o trabalho. Aos poucos, comecei a perder peso e parecer abatido, todos que me viam percebiam que eu estava adoecendo; um colapso nervoso se aproximava e ninguém duvidava que ele chegaria, a questão era "quando"! Motivação? Não existia mais. E a alegria de viver estava escapando pelos meus dedos sem que eu nem percebesse…

Nessa época, me dei conta de que não tinha mais controle sobre as minhas emoções nem sobre o rumo que as coisas estavam tomando. As influências externas exerciam cada vez mais pressão sobre mim, aumentando minha angústia e tristeza.

Já não sabia mais quem eu era ou o que eu queria, quais eram os meus desejos, prioridades e vontades. Eu era refém de um ambiente que não fazia a menor questão de pegar leve comigo nem reconhecer o esforço que fazia. Pelo contrário, me sentia cada dia mais sufocado com as situações que se apresentavam. E os dias começaram a passar sem sentido, sempre desejando a sexta-feira e algum momento de tranquilidade. Mas **quantas** sextas chegavam e eu não tinha dado conta de toda a demanda que havia aparecido ao longo da semana? E onde eu acabava? Na empresa, trabalhando.

Foi então que a internet me apresentou um cara que dizia que o sucesso era treinável e me mostrou um tal "jogo do progresso", me dizendo que se eu fosse 1% melhor cada dia, no longo do prazo, seria capaz de alcançar qualquer coisa. Que eu deveria focar na "única coisa" importante a ser realizada naquele momento e que "não precisava acelerar, bastava não parar". Aquilo explodiu como uma bomba dentro de mim e comecei a observar como eu poderia aplicar isso em minha vida. Acabei por perceber que me faltava um melhor gerenciamento das minhas emoções, não sabia como adequar cada uma delas aos momentos e me deixava influenciar pelo ambiente no lugar de ser a pessoa que "fazia o ambiente".

Passei a jogar o jogo do progresso todos os dias, tornando-me 1% melhor a cada dia (na vida e consequentemente no trabalho). Tinha mais clareza sobre o que queria, sobre qual era a "única coisa" que eu precisava fazer naquele momento e aprendi sobre como aplicar a intencionalidade em tudo o que eu fosse realizar. Vou te contar uma situação onde a aplicação dessas três "habilidades" me ajudaram a conquistar um resultado de maneira consciente. Já contei anteriormente que eu era gerente da empresa e muito cobrado por resultados financeiros expressivos. Parte da minha rotina se passava em reuniões periódicas com alguns dos nossos principais clientes, nas quais eu precisava oferecer e vender serviços para manter o nosso faturamento regular. Nesse tipo de negociação, cada parte deseja extrair o máximo de vantagens para o seu lado.

O SUCESSO É TREINÁVEL

Até conhecer o Joel Jota e ter as três habilidades treinadas e minhas emoções controladas, essas reuniões eram difíceis, desgastantes e com resultado incerto. A partir do momento em que aprendi que o segredo do sucesso estava em saber olhar para a situação de forma clara, treinar a reunião repetidamente na minha mente e agir sempre de maneira intencional, o jogo mudou.

Imaginem uma sala de reuniões, uma mesa de dez lugares, eu "sozinho" representando a empresa e sendo recebido por um comitê de oito pessoas por parte do cliente. Todos prontos para me colocar contra a parede, me pressionar a ceder a todas as solicitações deles e deixar todas as vantagens que eu deveria ter no acordo pela minha empresa escoarem pelo ralo.

Começa a reunião, eles me pressionam com uma lista de problemas a serem resolvidos, muitos pontos em aberto e solicitações. Sempre buscando minimizar o meu poder de negociação e, consequentemente, o valor da minha oferta. Escuto tudo atentamente.

Mas o que "eles" não sabiam é que eu já havia feito toda a lição de casa: já imaginava que eles viriam com essas oito pessoas, tinha clareza que eles fariam todas essas colocações e já havia treinado mentalmente aquela situação, "no mínimo", umas trinta vezes (melhorando meus argumentos 1% a cada vez que eu praticava). Que, no meu treino, já havia respondido aos problemas apresentados (pois já havia visualizado cada uma das situações). Tinha, intencionalmente, deixado que falassem tudo que falaram, pois o meu objetivo final era provar nosso valor e não perder 10% daquilo que planejei.

Resultado final? **Contrato fechado! Faturamento garantido!**

CLAREZA, MINI-HÁBITOS E INTENCIONALIDADE

Por isso, meu mantra para a vida, é o seguinte: Saiba controlar suas emoções, aprenda o jogo do progresso e tenha resultados inimagináveis. Está claro para mim, atualmente, que quanto mais conhecimento busco, mais preparado fico e mais eu posso dividir com todos aqueles que me cercam. Mas isso não aconteceu do dia para a noite. Para isso, precisei definir hábitos que passaram a reger meus dias, a fim de não ser engolido pela rotina e ficar no campo do "ah, eu queria tanto". Vou descrever como era a minha rotina diária:

- **Rotina de entrada**: Acordava todos os dias às cinco para as cinco, meditava por dez minutos e ia para a minha leitura diária de aproximadamente uma hora (sempre escolho um livro que se ajuste à minha necessidade no momento).

- **Trânsito (parte 1)**: Dirigia por aproximadamente uma hora entre a minha casa e o meu trabalho. Durante o percurso, aproveitava para ouvir algum *podcast* ou audiolivro.

SAIBA CONTROLAR SUAS EMOÇÕES APRENDA O JOGO DO PROGRESSO E TENHA RESULTADOS INIMAGINÁVEIS.

O SUCESSO É TREINÁVEL

- **Exercício:** Como moro em São Paulo, o trânsito é muito intenso logo cedo, então optava por sair mais cedo de casa e treinar próximo ao meu local de trabalho, para facilitar a logística. Em alguns dias, treinos de corrida, e, em outros, musculação. Sempre finalizando com um banho gelado que "me trazia de volta a vida". E partia para o trabalho.

- **Trabalho:** Tinha uma rotina bem rígida com relação a horários e tarefas, pois, se a agenda fosse descontrolada, minha vida seria descontrolada.

- **Trânsito (parte 2):** Voltar para casa também não é tarefa fácil, pois o trânsito é algo constante por aqui. Por isso, utilizava esse outro período para me atualizar das notícias através do rádio e ouvir algum *podcast* (em dias de trânsito mais intenso).

- **Tempo de qualidade:** Chegando em casa, me desligo do mundo e vou aproveitar o tempo com a minha pequena de três anos e meio. O abraço dela quando abro a porta compensa e justifica todo o meu esforço e dedicação ao longo do dia. Converso com a minha esposa sobre os acontecimentos do dia, jantamos juntos, rezamos juntos, colocamos a pequena para dormir. É nesse período que aproveito para me desenvolver, seja com algum curso on-line, seja com uma leitura de aproximadamente trinta minutos de algum assunto mais leve, e finalizo fazendo minha lista de tarefas do dia seguinte. Ao me deitar, medito por mais quinze minutos e não lembro mais nada a partir desse momento.

Se hoje você estiver passando por algo parecido com o que passei, seguem as dicas de como comecei o meu **jogo do progresso**:

- **Tenha clareza:** Busque saber exatamente onde você está hoje, o que faz, o que deseja fazer, o que precisa fazer, o que quer fazer e onde quer estar. Responder essas perguntas faz toda a diferença. Muitos de nós não têm clareza do que quer fazer e de onde quer estar. Se, neste momento, você está se sentindo inseguro, sem essa clareza que acabei de mencionar, está tudo bem! Eu também me senti assim muitas vezes. Mas vou contar a maneira como encontrei a minha clareza e que provavelmente se aplique a você, caso não saiba exatamente o que quer fazer/ser e tenha muitas possibilidades à sua frente. Pare agora e se faça a seguinte pergunta: **O que eu não quero?** Se ainda não tem claro o que quer, que tal definir o que não quer? Ao responder isso, muitas possibilidades deixarão de existir e você estará mais próximo daquilo que se encaixa a você.

- **Mini-hábitos:** Tenha claro que toda meta é uma sucessão de pequenas conquistas. Se seu objetivo é caminhar dez minutos, que tal dividi-lo em dez caminhadas de um minuto? A cada minuto completado, você terá conquistado um objetivo e, quando menos esperar, alcançará sua meta, de maneira muito mais fácil e leve.

    Faça isso com todas as suas metas: divida-as em partes, conquiste os pequenos objetivos e sinta a felicidade de vencer constantemente. Quando menos esperar, terá todas a seus pés.

- **Intencionalidade:** Normalmente, deixamos que as coisas aconteçam conosco e quase nunca nos preparamos antecipadamente para um acontecimento. E se eu te dissesse que você pode ser o responsável pelo seu futuro através das suas atitudes? Que você é o único responsável por tudo que te acontece? Você tomaria uma atitude diferente? O que acha de mudar as suas atitudes a partir de agora? E, em um curto espaço de tempo, perceber que é exatamente assim que as coisas acontecem.

Tenha um objetivo claro para cada passo que você dá e para cada atitude que toma. Faça cada passo na terra valer a pena.

Treinar as minhas habilidades me mostrou tudo aquilo que precisava para dar um melhor direcionamento para a minha vida. Deu-me clareza sobre o que eu queria, me mostrou o que eu não queria e me conduziu até a descoberta do meu talento.

Depois disso, não consegui mais negar esse direcionamento e passei a aplicar todos os ensinamentos descritos até aqui para efetuar a minha transição de carreira. Acabo de abrir mão do meu cargo de executivo dessa empresa depois de vinte anos para seguir o meu talento: auxiliar pessoas a gerir melhor suas emoções. Acredito que uma boa gestão das emoções pode ser o diferencial entre o sucesso e o fracasso em qualquer relacionamento (pessoal ou profissional).

NENHUMA PESSOA DEVERIA VIVER EM UM AMBIENTE TÓXICO, EM UM TRABALHO EM QUE NÃO SE REALIZA, SEMPRE ESPERANDO A PRÓXIMA SEXTA-FEIRA.

Adicione a isso a frase "**O sucesso é treinável**" e atinja patamares inimagináveis.

Se você tiver a oportunidade de desenvolver as suas emoções, não a desperdice. Aproveite da melhor maneira possível, e, caso não saiba como, procure alguém que possa ajudá-lo a encontrar esse caminho.

Nenhuma pessoa deveria viver em um ambiente tóxico, em um trabalho em que não se realiza, sempre esperando a próxima sexta-feira.

Você merece viver e não somente sobreviver!

CAPÍTULO_18

THIAGO "PANDA"

Thiago "Panda" é *expert* em vendas on-line. Sua missão é fazer com que as pessoas aumentem seu faturamento para darem mais felicidade às suas famílias.

NÃO AO "MIMIMI"

Antes de falarmos de sucesso, precisamos entender de onde nasce o sucesso. Afinal de contas, o nascimento de uma jornada de sucesso é o marco mais importante para se dar início a uma carreira ou projeto, seja ele de vida, seja ele profissional. Nesse momento, pouco importa você saber o meu nome, idade e currículo. O que realmente importa é que o meu nascimento foi um sucesso. Preste bastante atenção no que vou lhe falar agora. No oitavo mês de gestação, minha mãe levou um choque na tábua de passar roupas que afetou drasticamente a formação dos meus olhos. Mas eu nasci. Os médicos acreditavam, naquela época (setembro de 1988), que eu não tinha os glóbulos oculares, pois havia apenas pele tampando meus olhos. Só depois de longos três meses e oito cirurgias, é que eles conseguiram abrir meus olhos. Tive a formação ocular comprometida e nasci com baixa visão: 30% da visão do olho esquerdo e um grau de miopia elevado no olho direito. Escrever este capítulo para você é um sucesso para mim.

Sucesso é treino, é repetição e prática, muita prática. Minha mãe me batizou de Thiago. Mas eu sou mais conhecido por Panda. Um grande problema observado por mim é que as pessoas se vitimizam muito. A vitimização as torna incapazes de atingir o sucesso. Permita-me lhe fazer uma pergunta: Se eu, com 30% da visão, estou aqui, escrevendo para você, conversando com você, aumentando o meu sucesso, o que lhe impede de ter o **seu** sucesso? Sugiro que se levante e se olhe no espelho agora, caso esteja em casa, ou feche seus olhos se estiver em um voo, viajando de ônibus ou em qualquer outro lugar, e idealize, por dois minutos, estar no pódio com o seu sucesso. Diga não ao "mimimi": você é a melhor pessoa do mundo, e a vitimização, a procrastinação e falta de atitude não são suas companheiras neste momento. Sei que foi gostoso estar nesse pódio e foi gratificante, porém você está preparado para o ápice? O sucesso pode acontecer para todos, porém não é para todos.

Digo isso porque já passei por muitas coisas também e posso afirmar que nem tudo são flores. Tive sentimentos de desistência, vontade de não progredir e, por muitas vezes, quis desistir. Sou negro, vim de família pobre, sou nordestino e tenho 30% da visão. Talvez eu seja a pessoa que você conhece que mais tenha tido motivos para desistir e vontade de não continuar. Eu tinha pouquíssimas escolhas. Por isso, sugiro que faça suas escolhas e vou ajudar você nessa empreitada, para que possa dar o passo para o próximo nível. Obviamente, você

DIGA NÃO AO "MIMIMI": VOCÊ É A MELHOR PESSOA DO MUNDO, E A VITIMIZAÇÃO, A PROCRASTINAÇÃO E FALTA DE ATITUDE NÃO SÃO SUAS COMPANHEIRAS NESTE MOMENTO.

precisa querer, e acredito que você quer, pois já chegou até aqui, neste livro e neste capítulo. Então, vamos progredir e entrar em ação.

Quais são meus aprendizados que quero compartilhar?

Primeiro, você precisa se livrar de pessoas e ambientes tóxicos. Pessoas tóxicas são aquelas que decidiram não evoluir, que optaram por ser medianas e viver eternamente em uma zona de conforto. Lembre-se, você tem que respeitá-las, pois cada um é responsável pelas consequências de suas escolhas. Quando optei por me livrar de amizades e familiares que não me levavam para um degrau acima, meu processo de evolução passou a ser mais veloz. Não é fácil, não é do dia para noite, mas é uma escolha. Lembro-me como se fosse hoje quando passei em um concurso público para ser professor de ginástica coletiva na rede Sesc[1] – obviamente na cota de deficientes – em um ambiente que não me agradava, não me fazia evoluir. Eu tinha um conforto financeiro, devido à estabilidade do concurso, porém o ambiente não me despertava ambição e vontade de ir além. O que eu fiz? Pedi exoneração. Foi complicado, porém foi uma atitude libertadora. Portanto, livre-se de ambientes que não lhe fazem bem.

Segundo, dizer **não ao "mimimi"** é uma das ações mais importantes que você deve praticar com constância em seu dia a dia para atingir prosperidade e conquistar aquele palco que você mesmo idealizou minutos atrás, quando pedi que fechasse os olhos. Quando você começa a enraizar o hábito de dar um não ao "mimimi", sua vida irá mudar. "Mimimi" são dificuldades, são situações de procrastinação, são cenários adversos. "Mimimi" é tudo que você pode resolver, mas fica reclamando e encontrando justificativas para não realizar. Muitas vezes, você se esconde atrás de um escudo para não realizar. Você precisa saber que todas as vezes que você não faz

---

[1] O Serviço Social do Comércio (Sesc) é um espaço que oferece cursos, esportes, artes, entre outras atividades, a preços populares, em diversas localidades do país.

o que tem que ser feito, você abre espaço para que outras pessoas façam, realizem ou decidam por você. E, quando isso acontece, você perde o controle da sua vida. Se você não decide por si, as pessoas mais importantes da sua vida (mãe, pai, filhos etc.) irão arcar com as consequências de suas escolhas. A arte de fazer tudo que tem que ser feito, todos os dias, irá lhe levar aonde você deseja chegar. O seu sucesso é seu mérito. Assim como seu insucesso é culpa sua também. Reflita: O que de pior pode acontecer com quem você mais ama, se você for derrotado pelo "mimimi"? E o que de mais benéfico pode acontecer com você e com eles, se você vencer o "mimimi"? Se você escolheu vencer, vamos colocar a mão na massa agora.

Terceiro ponto, meus amigos sempre me perguntam como consigo ser tão visionário assim e como me questiono tanto se eu mal enxergo. Diariamente, aplico a seguinte equação: constância + velocidade + resiliência = sucesso. O sucesso nos deixa viciados, nos deixa motivados e atrai diversas oportunidades. Por isso, não perca tempo.

CONSTÂNCIA E MÉTODO

Fui eliminado duas vezes no vestibular. Zerei a prova de português, e minha mãe não tinha verba para me matricular em uma faculdade particular naquela época. Meu sonho era estudar Educação Física e consegui. Você já sabe que éramos de classe média baixa e que tínhamos dificuldades. Por isso, depois de muitas tentativas, a senhora Lena, minha mãe, conseguiu um subsídio do governo (o Fies – Fianciamento Estudantil, em que o governo paga metade da mensalidade e o aluno paga a outra) e entrei em uma faculdade particular. Formei-me em Educação Física, dei muita aula, acordei muitos dias às quatro e meia da manhã para ser rápido, não perder o ônibus quando tinha dinheiro, ou não perder a carona quando já estava no fim do mês e sem grana. Passei quatro anos da minha vida aplicando essas ações de acordar cedo e ser rápido. Mas vou contar, agora, meu maior desafio.

A faculdade para a qual fui aprovado pelo programa Fies era uma instituição internacional de alto padrão e com público de classe média alta. Imagine a cena: eu, um garoto negro, com um estereótipo diferente no rosto, devido a cicatrizes das cirurgias pós-nascimento, sem roupas de grife e suado devido ao tempo em pé em um ônibus lotado, entrando numa sala de aula de uma faculdade de renome internacional com alunos de família rica. Cheguei, dei bom-dia a todo mundo, sentei e, na hora de me apresentar para a turma, contei a eles sobre a minha história – essa mesma que compartilhei com você. No momento em que as pessoas souberam de tudo isso, vi seus olhos mudarem e os vi sorrindo. Desde então, passei a acreditar que histórias verídicas, sinceras e genuínas nos levam ao sucesso.

E lembrar essa história é essencial para mim. Todos os dias, eu me lembro de onde eu vim, o que fiz e aonde quero chegar. O que eu queria mesmo era poder ter a oportunidade de enxergar o mundo como você enxerga. De não ter dificuldade para pegar um Uber, ou de ver o horário do voo no aeroporto e de não ter medo de atravessar uma rua. Ainda bem que não tenho dificuldade de ver filme em outro idioma, já que aprendi a falar espanhol – por causa do meu mestrado, morei no Uruguai por dois anos. Se eu fosse depender das legendas, eu me daria mal. Porém, até o momento, não acredito que vou conseguir ter uma visão como a sua, então, longe de mim reclamar de algo. Faço do jeito que consigo, do jeito que eu me adapto, e sempre deu certo.

Sigo treinando e evoluindo com minhas habilidades para que essas dificuldades se tornem cada dia mais fáceis. O meu celular é quem me salva. Abro a câmera, dou um zoom e vejo tudo o que preciso. Inclusive estou usando ele agora, bem pertinho dos olhos, para escrever este texto e me comunicar com você. Está tão perto que o meu nariz chega a bater na tela do celular para eu conseguir enxergar. Às vezes, sinto meus olhos doerem. Então, preciso fechá-los um pouquinho ou colocar os óculos escuros e dar continuidade a tudo que deve ser feito.

Quando penso em desistir, lembro de pessoas que têm 100% da visão e não fazem nada, não agem, não buscam seu pódio e que se escondem atrás de desculpas e de discursos de vitimização. Aproveito e agradeço a existência dessas pessoas todos os dias de forma indireta me motivar a crescer cada vez mais. Crescer é ver minhas empresas mais robustas, engordar o saldo bancário e ter acesso contínuo a algo que o dinheiro não compra: o sorriso de minha mãe, de minha esposa e de todas aquelas pessoas que acreditaram em mim. O quanto e o que você está disposto a fazer para adquirir essas conquistas? Eu consegui, com muito treino, todo dia, mesmo com todas as dificuldades que você já sabe. Portanto, de novo, pare de "mimimi".

Vou ensinar a você, aqui e agora, o método que aplico diariamente nos meus negócios. Depois de muitos anos como professor de Educação Física, eu me tornei *personal trainer*, e, para mim, o *personal* é um empreendedor. Comecei a empreender, e, hoje, trabalho com marketing digital focado em *personal trainers*. E, nesse ambiente on-line, a constância é algo muito importante para adquirir sucesso. Você pode ver no meu perfil do Instagram (@pandapersonal) que todos os dias faço mais de trinta stories, posto dois conteúdos novos no feed, gravo vídeos e faço *lives*. Todos os dias, 365 vezes por ano. O motivo disso é que, quanto mais repetir, quanto mais executar, mais resultado você terá. Digo isso porque essa é a minha jornada e ela foi de muita consistência e trabalho árduo: ou eu tinha constância nas ações de minha vida ou estaria sendo mais uma das pessoas que optaram por serem vítimas do fracasso.

THIAGO "PANDA"

Muitas vezes, na faculdade, faltava dinheiro para tirar cópias dos textos solicitados pelos professores, faltava grana para o lanche, e, por diversas vezes, faltou até o valor da passagem do ônibus. Deus não me deu 100% da visão, mas me deu pernas, então eu caminhava boa parte do percurso para pegar carona com um amigo. Eu tinha que acordar mais cedo e ser mais rápido do que nos dias que tinha grana para pegar o ônibus. Velocidade é uma habilidade que, se for dominada, fará com que você se torne resiliente. Quanto mais rápido você for, mais erros terá. Ganha o jogo quem erra mais rápido, se refaz mais rápido e executa a ação correta primeiro. Quando você desenvolver sua habilidade de fazer as coisas que têm que ser feitas todos os dias, somar com a velocidade de execução e multiplicar com a resiliência, você será mais um membro que fará parte da conquista do tão desejado sucesso.

Já disse, mas vou repetir, nasci com 30% da visão, em Pernambuco, sou negro e venho de uma família pobre. Minha mãe tem um pequeno comércio dentro de casa onde vende cópias e digitalizações. Minha avó vende picolé até hoje. Eu tinha duas opções: ser mais uma vítima da sociedade ou decidir me adaptar, treinar, evoluir e progredir. Escolhi a segunda opção. Escolhi o pódio, o sucesso, a constância, a ação e o treino. O que você escolhe? Agora é com você.

GANHA O JOGO QUEM ERRA MAIS RÁPIDO, SE REFAZ MAIS RÁPIDO E EXECUTA A AÇÃO CORRETA PRIMEIRO.

CAPÍTULO 19

VANESSA GOLTZMAN

Apaixonada pelo mar, é casada e mora em uma ilha linda chamada São Luís do Maranhão. Aos 36 anos, segue seu trabalho como fisiologista do exercicio, sendo mentora de saúde de seus pacientes, deixando uma marca única em suas vidas e os ensinando o que é ter saúde e performance de vida na essência.

PASSO A PASSO PARA O SUCESSO: TREINO, ROTINA E DISCIPLINA

Olá, meu nome é Vanessa Goltzman e, neste capítulo, quero ter uma conversa com você. Imagine que puxei uma cadeira bem confortável para sentar do seu lado, e, dessa forma, a gente pode ter um bate-papo mais próximo e sincero. Quero contar para você um pouco do que eu sei e do que vivi sobre **nunca desistir**!

Você vai escolher a estação do ano de que mais gosta e sua bebida preferida para embarcar nessa história comigo. Não precisa colocar cinto de segurança porque, desta vez, essa jornada vai ser vivida por você, apenas por você. Nessa experiência, não há infinitos botões, velocímetros ou barulhos. Para onde nós vamos, há clareza, energia e uma vista maravilhosa.

A vida é o que há de mais complexo na nossa existência. São muitas teorias, informações e escolhas possíveis e, em muitos casos, é difícil escolher qual caminho seguir. Ou seja, como extrair o máximo de si? São tantas imposições, regras e comparações que talvez a simples escolha de fazer o básico (para alguns) e o extraordinário (para você) seja pequena sob a ótica do mundo atual.

O SUCESSO É TREINÁVEL

As dúvidas, inquietações e perguntas são inúmeras. A velocidade dos acontecimentos assusta você? Você tem a sensação de que os desafios não são para você ou que você não vai dar conta do ritmo e das dificuldades e já pensa em desistir?

Ou, talvez, perguntas mais pessoais como: Por que ainda não cheguei aonde gostaria? Por que esse processo está mais lento pra mim? E eu compreendo você, pois o mundo nos dá essa ideia de que tudo tem que ser rápido, tem que ser para ontem, que precisamos correr, pois já saímos atrasados do ponto de partida.

Você já passou por isso ou está passando por esse momento agora? Se sim, calma, eu também já passei por esse momento de disrupção. Aconteceu dezoito anos atrás, quando decidi impactar a vida de outras pessoas de forma extraordinária, mudando seu nível de saúde, por meio de um estilo de vida mais leve e cheio de descobertas.

Quando tomei essa decisão – principalmente ao ajudá-las a ter uma saúde forte, emagrecer de forma inteligente e a experimentar uma performance de vida com plenitude, consciência e leveza –, decidi dar o melhor de mim, sempre. Por isso, optei por não conviver com a sensação de falta ou de incompletude, muito comum para aqueles que desistem no meio do caminho. Aquela sensação de você ter, mas, ao mesmo tempo, não sentir que tem. Aquela sensação de você ter feito, mas, ao mesmo tempo, não ter terminado. E, por último, a terrível sensação de que poderia ter feito melhor.

Não, eu não queria viver dessa forma: parte feliz e parte incompleta. A meta era viver na essência da excelência. Eu não queria ter sempre a sensação de que o que eu estava entregando daria apenas para aquele momento, aquela sensação que o básico foi feito, mas o básico é óbvio e o óbvio é normal. Para mim, quando decido enfrentar um desafio ou problema, ele precisa ser resolvido por completo e a sensação tem que ser de missão cumprida, plenitude (e não de falta).

Outro ponto importante quando você não consegue conquistar o sucesso em sua vida é a sensação de incapacidade. A ideia de que você não é capaz de fazer mais e melhor; de que, quando começar a ficar difícil, você desistirá. Porém, desistir não é uma opção. Aprendi, na minha jornada, que ser o melhor em algo notável é possível, desde que você não busque caminhos fáceis.

O sucesso é algo possível de ser conquistado, vivido e saboreado. Adotei três princípios básicos que, para mim, fizeram sentido, e, por isso, hoje, tenho a chance de compartilhar a minha história com você.

O primeiro ponto é responder a seguinte pergunta: *Para onde você quer ir?* Na minha visão, esse ponto precisa estar forte, claro e consciente dentro de você para que o sucesso faça parte da sua vida. O ponto de partida é fundamental para atingir o sucesso. O segundo e o terceiro andam juntos e estão relacionados a energia ou intensidade que você coloca no seu projeto ou a paciência e persistência de fazer 1% melhor todos os dias.

Acho importante, também, que você adote princípios na sua caminhada e anote-os. Dessa forma, você pode sempre voltar para a anotação, pois reler ajuda a manter o foco e a não se perder no meio do caminho.

Vamos aprofundar mais nossa conversa? Há duas frases que criei ao longo da minha caminhada. Assim como você, às vezes, meus dias pareciam infinitos e a dúvida tomava conta de mim, mas sempre vem a noite, e, com o sono revigorante, a certeza de que esse era o caminho certo. Leia com atenção e veja se faz sentido para você hoje:

1. Se desistir, você nunca conquistará a melhor versão que você veio para ter nesse mundo.

2. A conquista tem um doce sabor que vicia. Ela é energizante, encantadora e surpreendente.

Na primeira, falamos sobre desistir. Desistir não é uma opção. Desistir nunca será a opção. Nos dias em que se sentir cansado, descanse, durma um pouco mais, beba mais água. No dia seguinte, provavelmente você se sentirá melhor e a caminhada voltará a ter sentido. Há momentos em que a alta velocidade não te permite apreciar o que está à sua volta.

Na segunda, o ponto principal é a sensação de vitória que temos ao conquistar nossos objetivos. Essa sensação é a energia que nos move e nos faz continuar seguindo em frente. A linha de chegada nunca chega para quem quer viver conquistando o topo das montanhas, pois sempre terá uma mais alta e com a vista mais bonita.

MINHA JORNADA E A IMPORTÂNCIA DE UMA ROTINA PARA O SUCESSO

Vou te contar sobre a minha jornada. Tudo começou em janeiro de 2002, quando pisei pela primeira vez na universidade. Ali foi o meu ponto de partida, o início da caminhada, onde eu estava começando pequena e sozinha. Ao mesmo tempo, tinha comigo a certeza e a clareza

DESISTIR NÃO É UMA OPÇÃO. DESISTIR NUNCA SERÁ A OPÇÃO.

do meu propósito. Nunca mais fui a mesma pessoa daquele dia em diante, pois, dia após dia, minha decisão foi se fortalecendo com muita energia e amor.

Qual decisão, você deve estar se perguntando? Ser uma profissional da saúde que deixa uma marca única na vida do meu paciente. Por isso, estudar cada vez mais não era mérito, mas sim a obrigação diante do caminho escolhido. Para mim, a palavra é e sempre será **performance de vida**, pois a vida é algo extraordinário demais para ser vivido simploriamente, sem extrair o que há de melhor nela. Essa expressão, **performance de vida**, não saía da minha cabeça, martelava tanto que me fez decidir estudar cada paciente de uma maneira tão personalizada que o resultado final é indiscutivelmente excelente. Essa sensação nova, de completo bem-estar, não é palpável ou quantificável. Mas é sentida, pelos meus pacientes, na forma máxima todos os dias e com prazer diante da saúde e disposição experimentadas com todos os meus ensinamentos e intervenções na sua rotina, mudando por completo o seu estilo de vida.

O que me exigiu muito treino foi criar essa metodologia de trabalho na área da saúde e do bem-estar sem ter referência, pois não existia nada parecido com o que eu tinha em mente até então. Para atingir meu objetivo, me dediquei imensamente: em paralelo aos meus estudos técnicos nas áreas de fisiologia do exercício, medicina do esporte, treinamento e nutrição, me aprofundei em áreas como metodologias de inteligência emocional e programação neurolinguística para que meu olhar humano não me levasse a números e percentuais de melhora e, sim, a procurar pela evolução nas conquistas e mudanças de comportamentos. Busco uma mudança no meu paciente em que seguir um estilo de vida saudável não seja um peso, mas algo leve; em que disciplina não precisa ser imposta e, sim, aprendida para ser incorporada de uma maneira prazerosa e dentro de uma rotina escolhida com consciência e vivida com felicidade. E consegui! Criei algo único! E esse é o meu **método**, chamado de Life Performance D30. Performance de vida, é disso que você precisa para viver mais e de fato aproveitar a vida na essência, sendo feliz.

Chegar ao momento atual envolveu muitos percalços. Várias pessoas não acreditavam no meu projeto e me chamavam de louca. Passei noites em claro para estudar no silêncio da madrugada ou fora do horário de trabalho. Tive oportunidades de colher o fruto desse trabalho antes da hora, me associando a pessoas erradas e achando que aquele era o momento certo de um passo maior. Passei por decepções e crises de choro por achar que estava pesado demais e com medo de não ter forças suficientes diante de algumas dificuldades. Passei por todas essas sensações e sobrevivi. Tenho certeza de que você conseguirá também, pois guerreiros não nascem prontos para a jornada de vida, eles aprendem com a caminhada – desde que não desistam.

E, depois de ter conquistado o lugar que queria e já ter impactado a vida de mais de doze mil pacientes, já posso me aposentar? Não, estou aqui escrevendo para você essas palavras e perguntando: *Qual é a sua mensagem para o mundo?*.

Durante esses dezoito anos de caminhada, entendi que uma rotina clara e bem estabelecida iria me fazer realizar tarefas que me fortaleceriam e me ajudariam a alcançar o sucesso e não desistir.

Incorporei como primeiro hábito diário cuidar da minha saúde e da minha mente logo ao acordar. Ou seja, as primeiras horas do dia são só minhas: começo pela meditação, que ativa minha mente; logo após, faço a minha primeira leitura do dia, que dura em média trinta minutos; e, após esse momento, sigo para o meu banho gelado, que é sagrado para ativar todas as células do meu corpo e avisar que o dia vai começar.

Ter um estilo de vida saudável para mim é leve e fácil, já que nunca fui a favor de extremismos ou privações. Estar plena e forte me permite ensinar, dia após dia, meus pacientes, por meio da minha mentoria de saúde, emagrecimento e performance de vida, em que os acompanho de forma muito próxima por quatro a seis meses (dependendo do caso). O tempo suficiente para mudar por completo alterações bioquímicas (aquelas informações que recebemos nos exames de sangue) decorrentes de uma rotina de vida errada e cheia de excessos, seguidas de comportamentos nocivos em relação à comida. Ensino que criar uma rotina de vida é fundamental e uma rotina de exercício entra como principal ponto de saúde, permitindo a você sentir cada vez mais prazer, confiança e disposição. **Rotina é liberdade!** Tenha a sua e você vai entender o que eu acabei de te explicar.

> CRIAR UMA ROTINA DE VIDA É FUNDAMENTAL E UMA ROTINA DE EXERCÍCIO ENTRA COMO PRINCIPAL PONTO DE SAÚDE, PERMITINDO A VOCÊ SENTIR CADA VEZ MAIS PRAZER, CONFIANÇA E DISPOSIÇÃO. ROTINA É LIBERDADE!

O SUCESSO É TREINÁVEL

Como segundo hábito, faço a minha agenda diária, onde anoto tudo nos mínimos detalhes. A mente pode falhar, então listo todas as minhas tarefas do dia para que possam ser feitas dentro dos prazos estabelecidos e com a calma necessária para as decisões sempre serem assertivas. Eu, pelo menos, não funciono bem quando preciso resolver questões importantes sem ter tempo hábil para pensar.

E, como terceiro hábito importante e básico nesse processo, sempre estou 100% focada quando vou resolver as tarefas do dia. Para isso, não vejo mensagens no WhatsApp nem fico checando postagens novas nas redes sociais. Tento ter uma mente milimetricamente atenta para resolver com clareza demandas do dia e traçar os novos projetos que tenho como meta realizar.

Acredite, vale muito a pena ter uma rotina organizada, clara e bem estabelecida. Não ter rotina e hábitos básicos incorporados no dia a dia vai fazer você voltar várias vezes para o ponto de partida. Se você não tem ainda uma rotina, não tem problema, eu também não tinha no início. Foi criando essa rotina e ajustando-a que consegui atingir uma jornada de sucesso, sobre a qual falarei mais detalhadamente adiante.

PASSO A PASSO: CRIE UM PARA A SUA JORNADA

Em uma caminhada de sucesso, sempre existe um passo a passo que você treina, repete, treina, aprimora, treina e vê que está ficando bom; e essa repetição leva você para onde deseja. Qualquer pessoa bem-sucedida tem um. Vou compartilhar o meu passo a passo de sucesso com você.

1. COMECE PEQUENO

Tudo o que é muito grande exige esforço, dedicação, maturidade e inteligência emocional para administrar. Por isso, dê um passo de cada vez e não tenha medo da conquista. Ela sempre será grandiosa, porque é o nosso suor, esforço, tempo, entrega, amor e sonho que estão nela. E isso pode parecer demais em alguns momentos. Por isso, foque no dia a dia e não tenha medo de começar pequeno. A caminhada será mais consistente.

2. COLOQUE ENERGIA NA SUA CAMINHADA

O segundo passo é sua energia e sua motivação. Não é incomum que, no começo, você se sinta supermotivado, e, meses depois, sinta-se mais devagar. A energia é sua, nunca de terceiros, ela vem de dentro da sua alma e, saiba, será fundamental na jornada que você decidiu percorrer. Quando ela estiver fraca, tenha seus rituais de renovação e volte com tudo!

3. TENHA CONSTÂNCIA

O terceiro ponto é a constância que você terá todos os dias treinando, treinando e treinando. Não dá para fugir dessa repetição. Ao mesmo tempo, o seu corpo é uma máquina, uma magnífica máquina, e ele não aguenta 100% de exigência todos os dias, tudo bem – é normal e fisiológico. Por isso, sugiro que você faça pausas, mas não muito longas, para não perder o foco no principal.

4. COLOQUE AMOR

O quarto ponto é uma pitada a mais em direção a uma dimensão divina: o amor que você coloca, o amor que você sente ao realizar um trabalho que se transforma em missão, e uma missão que tem como resultado final mudar a vida do outro de quem você decidiu cuidar.

5. DEDIQUE-SE

Dedicar-se em fazer um pouco melhor a cada dia, um pouquinho, nem que seja uma vírgula, vai fazer uma grande diferença no resultado final.

6. NÃO PARE DE SONHAR, NUNCA

Algo que faço até hoje: não paro de sonhar nunca. É o sonho que nos nutre e nos move para sermos melhores! Todos os dias, antes de dormir, sonhe como pode fazer melhor no dia seguinte e também sonhe com o dia em que tudo isso irá ter tomado forma. Imagine-se sorrindo e feliz para que isso te dê forças para esperar o tempo certo de você colher seus frutos.

7. ENTENDA E ACEITE QUE A COLHEITA TEM A ESTAÇÃO CERTA DO ANO PARA ACONTECER

Continue sonhando e imagine-se sorrindo e feliz para que isso dê forças a você para esperar o tempo certo de você colher seus frutos.

Por tudo o que vivi e continuo vivendo, afirmo com toda convicção que o sucesso é treinável sim! Nunca deixo de treinar porque sempre posso deixar minhas principais habilidades melhores. Não olhe o treino como algo que erradamente a maioria das pessoas faz quando querem emagrecer: fazer até conseguir o resultado e depois abandonar. Não, pelo contrário, treine para conquistar o que poucos se predispõem a fazer e ficam anos e anos procurando um atalho.

O passo a passo que criei não é o atalho, então não pare até conseguir. Não vejo outro caminho para o sucesso que não seja o treino diário das suas habilidades, o treino prepara você para a hora H, pois ela não avisa quando vai chegar, ela acontece!

VANESSA GOLTZMAN

Essa é minha mensagem para você e espero que minhas palavras tenham feito sentido! Para finalizar, quero me despedir deixando você com um sorriso no rosto e com a sensação de chegar no topo com essa mensagem: Se você quer conquistar o topo da montanha, sentir o ar mais puro, sentir o vento penetrando em todos os seus ossos, sentir Deus mais próximo de você, suba até o final, não desista, e, quando chegar lá, sente e contemple a sua conquista. Você merece!

APRENDI, NA MINHA JORNADA, QUE SER O MELHOR EM ALGO NOTÁVEL É POSSÍVEL, DESDE QUE VOCÊ NÃO BUSQUE CAMINHOS FÁCEIS.

CAPÍTULO 20

VERÔNICA MOTTA

Verônica Motta, como toda boa mineira, é fã de pão de queijo com café. Com mais de 460 mil seguidores no Instagram, trabalha desde 2005 devolvendo a autoestima da mulher. Autoridade na técnica da Barriga Negativa e tratamento da diástase, seu programa on-line conta com milhares de alunas. É casada com o Valério há dezessete anos e mãe de dois filhos, Vitor e Valentina.

VIVA O PRESENTE E TREINE CERTO ATÉ ATINGIR O SUCESSO

Trabalho desde 2001 exclusivamente com mulheres, e, durante todo esse tempo, aprendi muito ouvindo suas histórias. Afinal de contas, mulheres adoram conversar, né? Como eu era uma boa ouvinte, elas me contavam tudo: sobre seus relacionamentos, medos, sonhos, fracassos e sucessos. Nessa escuta, comecei a notar que as alunas bem-sucedidas tinham clareza do que queriam e não se distraíam com o bombardeio de informações no dia a dia. E as que não atingiam os seus objetivos tinham um comportamento em comum, como desânimo, baixa autoestima e falta de confiança.

Acompanhei muito casos como, por exemplo, de uma aluna que quer emagrecer e decide entrar para uma academia e se consultar com uma nutricionista. Após seis dias, se distrai do seu objetivo e vê no Instagram uma famosa que perdeu seis quilos em uma semana fazendo a "dieta do ovo". Aí, ela abandona o que a nutricionista recomendou e corre pra internet pesquisar a tal dieta do ovo e decide fazê-la. Passam alguns dias, vai ficando difícil, e o que acontece?

O SUCESSO É TREINÁVEL

Ela abandona também. Perde tempo, energia, dinheiro e assim fica pulando de galho em galho, vivendo entre restrição e compulsão.

Esse tipo de situação, somada com a infelicidade do seu trabalho, faz com que essa mulher conte os dias para chegar o final de semana, sente sua autoestima abalada, não cuida da sua aparência e fica se comparando com outras mulheres que, na cabeça dela, são bem-sucedidas. Ou seja, muitas mulheres apenas sobrevivem e não vivem com alegria, paixão pela vida e pelo trabalho que exercem.

Sei exatamente como essa mulher se sente, porque já passei por tudo isso. Quando tive minha segunda gestação, não consegui recuperar minha forma física rapidamente, como aconteceu na primeira gravidez. Até recuperei meu peso, mas a forma da minha barriga me incomodava muito. Por várias vezes, fui confundida com gestante, sentia muitas dores na coluna, usava roupas largas, tinha muita vergonha, até porque trabalhava numa academia, e, quanto mais eu pensava no meu problema, mais triste eu ficava. Meu objetivo naquele momento era recuperar minha forma física de antes da segunda gestação, que eu gostava tanto: perna grossa, braços torneados e zero barriga (nunca fui aquela mulher magrinha, esguia e alta). Eu era feliz com meu corpo, principalmente porque não tinha barriga. E me ver naquela situação, sendo *personal*, tendo que ser exemplo para minhas alunas e futuras alunas, não foi nada fácil. Só queria acabar com aquela barriga inchada, que já estava influenciando na minha autoestima.

Na maioria das vezes, as mulheres que não atingem o sucesso são deprimidas, se sentem incapazes, estão com problemas de sobrepeso e ansiedade. Para ajudar, tudo isso causa uma baixa na energia e ela entra num círculo vicioso. Ela começa a se sentir cansada, sem ânimo para nada, algumas começam a ter algum tipo de compulsão e falta de amor-próprio. Que era exatamente como eu me sentia. Pensava, *agora já era*! Com certeza as mulheres vão escolher as professoras saradas e magras para treinar...

Por isso, é importante que você saiba o que faz mal e prejudica você na sua jornada. Alguns exemplos:

- **Ter uma vida sedentária:** pois a atividade física regular é fundamental para que os principais pilares da sua vida estejam em harmonia;
- **Estar em um ambiente desfavorável:** onde as pessoas não buscam o mesmo objetivo que o seu;
- **Medo:** porque ele paralisa e impede que a pessoa evolua. Geralmente, o pensamento de fracassar é maior que o desejo de conseguir. O medo causa insegurança e bloqueia qualquer tipo de iniciativa por conta do julgamento de outras pessoas;
- **Falta de organização:** a pessoa não consegue se organizar e se programar com o seu dia a dia e acaba sendo improdutiva.

Por isso, tenho um mantra muito importante para mim: Viva o presente, não corra, dê um passo de cada vez e repita até se tornar uma mulher de sucesso. O passado serve apenas como aprendizado, por isso não lamente o que passou, olhe para a frente. O excesso de passado gera depressão e faz com que você não viva o presente. Por outro lado, o excesso de futuro gera ansiedade. Ficar pensando no que você tem que fazer amanhã consome uma energia desnecessária e tira seu foco do presente. Por isso, não corra. Você precisa dar um passo de cada vez e ver o quanto você já se distanciou do ponto A e quanto que falta para chegar ao ponto B. Enquanto isso, aproveite e curta a jornada. O sucesso é resultado da soma de disciplina, prática e repetição.

O SUCESSO É TREINÁVEL

SUPERANDO OBSTÁCULOS

Em 2015, comecei a recuperar e devolver autoestima, confiança, amor-próprio e uma barriga lisinha para centenas de mulheres através de uma técnica de respiração e postura pouco conhecida no Brasil naquela época, que precisa de apenas cinco minutos de prática diária. Depois da minha segunda gestação, como eu já disse, não consegui voltar à forma do meu corpo de antes da gravidez. Adquiri uma hérnia umbilical e uma diástase, que é a separação dos músculos do abdômen. Minha barriga ficou volumosa, flácida ao redor do umbigo. Sabe umbigo triste? Meio caído? Pois é, o meu ficou assim. Morria de vergonha de usar blusa mais justa. Tentei de tudo para reverter esse quadro, de dietas a treinos, e nada de resultado. E mesmo aplicando todo conhecimento que eu tinha sobre nutrição e treinamento feminino de musculação, não conseguia atingir meu objetivo na região do abdômen.

Foi aí que pedi ajuda para o meu irmão, que era atleta de fisiculturismo, e ele me propôs o desafio de participar de um campeonato de fisiculturismo em que o percentual de gordura das atletas era superbaixo, tudo isso com o objetivo de melhorar o aspecto do meu abdômen. Na opinião dele, treinando e me alimentando como uma atleta, com data marcada e prazos preestabelecidos, eu conseguiria atingir minha meta. Aceitei o desafio e me preparei para o campeonato com treinos

O PASSADO SERVE APENAS COMO APRENDIZADO, POR ISSO NÃO LAMENTE O QUE PASSOU, OLHE PARA A FRENTE.

intensos e dieta restritiva. Passados três meses dessa preparação, fui tirar as fotos comparativas (a cada dez dias, tirava fotos de frente, de costas e de perfil para acompanhar a evolução e melhorar os pontos fracos). Percebi um buraco, um espaço dois dedos acima do meu umbigo, que separava o músculo do abdômen. Fui investigar o que poderia ser e, num ultrassom de parede abdominal, o médico relatou que aquele espaço era uma diástase. Ou seja, quando a barriga cresce muito, seja pela gestação, seja pelo excesso de peso, os músculos se separam e, na maioria das pessoas, não retornam mais. A diástase causa vários sintomas que, por sinal, eu tinha todos: dores nas costas, barriga com aspecto estufado e mau funcionamento do intestino, além de prejudicar a postura.

Fiquei assustada, pois nunca tinha ouvido falar naquilo, mesmo sendo profissional da saúde, e, o pior, o médico disse que só cirurgia para recuperar. Logo que cheguei em casa, após a consulta, corri para o Google para pesquisar tudo sobre diástase e encontrei um exercício que inclusive era praticado pelo Arnold Schwarzenegger e outros atletas na década de 1980 com o objetivo de afinar a cintura e trazer o abdômen para dentro. Como faltava pouco mais de vinte dias para meu campeonato, a cirurgia era carta fora do baralho. Pensei comigo: *logo que passar essa competição, vou atrás para resolver isso*.

E assim foi, chegou o dia da competição e o improvável aconteceu! Dentre várias atletas bem preparadas, peguei pódio de 3ª colocada do campeonato estadual. Passado isso, comecei a praticar os exercícios que tinha pesquisado. Mesmo parecendo estranho, pois era uma técnica que nunca tinha visto alguém fazendo antes e não tendo nenhuma literatura em português, pratiquei por três meses e consegui recuperar a forma da minha barriga sem procedimento cirúrgico.

O SUCESSO É TREINÁVEL

Depois, em junho de 2017, tive a oportunidade de ir até a Espanha e fiz uma especialização nessa técnica que já era praticada naquele país há mais de trinta anos, inclusive por modelos famosas, como Gisele Bündchen,[1] e trouxe o método para o Brasil, que hoje é conhecido como a famosa técnica da Barriga Negativa. Atualmente, ajudo várias mulheres que, assim como eu, não sabiam o que era diástase e muito menos o que fazer para ter o corpo de antes da gestação a voltarem de forma segura e eficiente, muitas vezes, num corpo mais lindo que antes da gestação. Agora, ajudo minhas alunas não só a recuperar a sua estética abdominal, como a autoestima delas. Somos mais de 450 mil mulheres![2] Diariamente, recebo depoimentos emocionantes, de pessoas que resgataram seu amor-próprio, vaidade, autoestima e segurança.

As pessoas acham que existe algo muito secreto por trás do sucesso e dos resultados. Mas isso não é verdade. As coisas que geram resultados são coisas simples que só precisam ser repetidas. Só precisamos fazer o básico bem-feito. Qualquer pessoa pode ter sucesso com ações simples e óbvias, mas com muita consistência.

Meus hábitos diários são: acordar cedo e fazer uma boa oração agradecendo a Deus por tudo, desde as coisas mais simples até os detalhes que não enxergamos. Levo a vida com bom humor, valorizo muito a família e estar junto do meu marido e dos meus filhos. O pilar da atividade física para mim é um dos mais importantes, pois o corpo precisa estar em movimento para liberar hormônios que causam bem-estar. Não abro mão dos meus exercícios respiratórios e posturais, pois trabalham minha

---

[1] Fonte: https://www.uol.com.br/vivabem/noticias/redacao/2018/05/18/abdominal-hipopressivo-metodo-usado-por-gisele-bundchen-define-abdome.amp.htm. Acesso em 10/06/2020. (N. da A.)

[2] Fonte: www.instagram.com/Vevefit. Acesso em 10/06/2020. (N. da A.)

VERÔNICA MOTTA 20

AS COISAS QUE GERAM RESULTADOS SÃO COISAS SIMPLES QUE SÓ PRECISAM SER REPETIDAS.

ansiedade e me trazem para o momento presente, aumentam meu foco, minha energia para cuidar de trabalho, filhos, casa, marido... Assim como a musculação, que, aliás, deveria ser uma obrigação, e não uma opção para as pessoas que pretendem levar uma vida longa e saudável, pois, depois dos 40 anos, temos uma perda muscular acelerada. Gostaria muito que **todas** as mulheres compreendessem a importância de fazer atividade física, devemos ser exemplos para nossos filhos, pais, amigas, maridos... Ter um corpo fisicamente ativo traz, claro, um resultado estético legal – e que adoramos, por sinal. Mas também traz outros fatores superimportantes, como controle do estresse e até controle emocional.

Procuro, na medida do possível, me alimentar de forma saudável, mas sem neuras. Lembro sempre que tenho dois filhos, e eles adoram brigadeiro e pão de queijo. Também estudo e leio todos os dias – meus livros preferidos são os títulos técnicos da minha área e os livros de desenvolvimento pessoal. Jamais devemos parar de estudar, pois o conhecimento liberta e transforma. Demorei para aprender, errei muito por ser intensa: teve fases em que eu fazia tudo, treinava de segunda a sábado, pesava comida, excluía alimentos da minha dieta; e outras em que abandonava essas regras e caía no outro extremo. A verdadeira transformação aconteceu quando troquei o 8/80 pelo 80/20. Ou seja, troquei uma vida de extremos por uma vida mais

O SUCESSO É TREINÁVEL

equilibrada, aplicando o Princípio de Pareto, que diz que 80% dos nossos resultados vêm de 20% dos esforços. Então, hoje, me permito caminhar em vez de correr, me alimento de forma saudável, mas sem loucuras. E isso dá muito certo! É melhor fazer cinco minutos de exercícios todo dia do que passar horas numa academia duas vezes na semana. É esse conceito que passo para minhas alunas e o caminho que percorremos para atingir resultados surpreendentes.

Acredito que qualquer pessoa pode atingir o sucesso, mas para isso é preciso seguir um plano, um passo a passo de quem já chegou lá. Não existe sorte, existe treino. A prática leva à perfeição. A consistência leva à excelência. O método que utilizo e que dá muito resultado comigo, com minhas alunas e milhares de seguidoras na rede social se chama Barriga Negativa e consiste em quatro passos simples que toda mulher pode colocar em prática hoje mesmo.

1º passo: Levantar da cama;

2º passo: Fazer xixi;

3º passo: Tomar água;

4º passo: Praticar a respiração da Barriga Negativa.

Deixa eu explicar como funciona esse "ritual": pela manhã, assim que tocar seu despertador, levante imediatamente, não aperte o botão da soneca. Vá até o banheiro e faça xixi. Em seguida, tome um copo de água para hidratar seu corpo e prepare-se para realizar os exercícios respiratórios e posturais da Barriga Negativa.

Por que muita gente começa e para no meio do caminho? Porque não tem consistência e prática, ou porque começa num ritmo muito forte. Lembre-se: O importante é constância. E você pode estar se perguntando: *Mas por que de manhã?* Só funciona nesse horário?

Digo que esse horário dá mais resultados se for de manhã, pois o "ritual" nos ajuda na rotina e para termos um dia mais produtivo. Ao mesmo tempo, acho que é melhor fazer no horário que caiba na sua rotina do que não fazer, certo? Portanto, faça como for possível dentro do seu dia a dia.

Além de termos esses cuidados com a nossa saúde, é importante sabermos em que somos bons, em que área nos destacamos. Se você ainda não encontrou alguma atividade em que se considere boa, faça um teste e pergunte para três ou quatro amigas suas: *No que eu sou boa? Em sua opinião, qual é o meu ponto forte?* Faça essa pesquisa e identifique algo em comum nas respostas, talvez ali esteja o seu talento adormecido, que, se treinado, vai fazer você se destacar da maioria. Quando você colocar toda sua energia em treinar suas habilidades, que são seus pontos fortes, você será imbatível!

**NÃO EXISTE SORTE, EXISTE TREINO.
A PRÁTICA LEVA À PERFEIÇÃO.
A CONSISTÊNCIA LEVA À EXCELÊNCIA.**

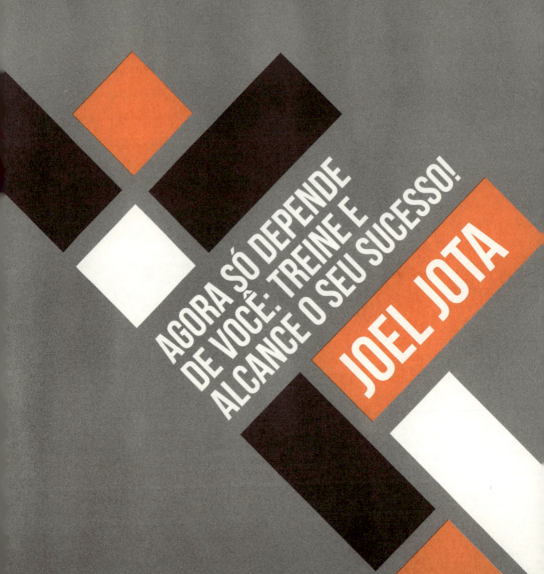

Chegamos ao fim da leitura. Foi um prazer imenso acompanhar cada trajetória, cada história e cada método aqui compartilhado. Foram momentos felizes, de superação, de alegria e, com toda a certeza, de autodesenvolvimento em direção ao sucesso.

Aqui, vimos como cada detalhe importa no momento da construção pessoal da trajetória. Você percebeu a importância de ser persistente, disciplinado, de praticar exercícios físicos, traçar uma rota inteligente e se manter nela. E você compreendeu, também, que nem sempre estamos bem e que precisamos aprender a lidar com essas variações de humor e de energia. "Eu sou feliz todo o dia, mas não sou feliz o dia todo" é um dos aprendizados que tive na vida.

A felicidade é um estado, assim como a alegria, a tristeza, e tantos outros sentimentos. E esses estados entram no campo da temporalidade, do tempo. O fato de eu estar triste hoje não quer dizer que eu não sou feliz. E, é apenas entendendo essas diferenças que conseguimos atingir a plenitude.

Outro movimento importante que percebemos é que, não importa o que aconteceu, mas tudo vai passar. Quando finalmente internalizar

O SUCESSO É TREINÁVEL

isso, você será mais forte. As coisas não duram para sempre e ter essa clareza traz, também, tranquilidade e resiliência para atravessar as tormentas que virão, inevitavelmente. E é necessário termos esse aprendizado, pois é previsível que imprevisibilidades aconteçam. Não dá para prever o futuro, mas precisamos aceitar o presente passivamente? De jeito nenhum. O que precisamos fazer? Entender quais são as virtudes, os comportamentos, as competências que todos precisam ter para viver e ser bem-sucedidos em um mundo incerto. Isso só vem com autoconhecimento, autodesenvolvimento, muita pergunta, tempo, clareza, muita experiência e, acima de tudo, abertura para aprender. Se você sabe de algo, ensine. Se você não sabe, aprenda. Esse provavelmente é o maior ensinamento que conseguimos ver aqui neste livro!

Geograficamente falando, estivemos em muitos lugares durante todo este tempo, do Maranhão ao Rio Grande do Sul, cada história nos trouxe uma sinergia de aprendizado. Nós nos identificamos, nos reconhecemos e nos motivamos. Mas o mais importante foi ver o crescimento, o desenvolvimento e a trajetória de sucesso!

Por fim, este livro foi a prova viva de que podemos construir algo maravilhoso quando juntamos histórias e trajetórias pelo bem comum. Vinte pessoas. Vinte histórias. Vinte rotinas e métodos. São inúmeros os caminhos que cada um trilhou. Mas, com seu jeito único e pessoal, cada um construiu sua jornada e sua caminhada para a felicidade. E isso é o que importa! Portanto, ao fechar este livro comece a desenhar, escrever, planejar e colocar em prática seu projeto hoje mesmo. Todo dia importa!

E lembre-se: existem hábitos importantíssimos que foram compartilhados aqui. Para mim, há três categorias que são muito importantes e que pratico todos os dias:

CONCLUSÃO

- **Hábitos emocionais:** sou responsável pela minha trajetória. Nem sempre a culpa é minha, mas a responsabilidade é. Caminho através do conhecimento, das perguntas constantes, em evoluir sempre como aluno e estar sempre atento ao meu autodesenvolvimento.
- **Hábitos comportamentais:** tenho, por hábito, escrever sempre e praticar exercícios físicos diariamente. Além disso, organizo minha agenda de maneira detalhada e medito todos os dias. Estou próximo a pessoas que entendem o meu propósito e me apoiam.
- **Senso de atitude:** menos perfeição, menos culpa, menos opinião dos outros. O caminho se aprende caminhando, as pessoas aprendem fazendo, não existe uma fórmula secreta e mágica que se encaixa. Precisamos agir!

Assim, gostaria de finalizar essa obra memorável dizendo que agora é a sua vez de colocar seus planos em prática! Tenha clareza do seu propósito, crie uma rotina de trabalho, aprendizado e meditação, tenha senso de atitude e melhore um pouco todos os dias. Entenda que **a caminhada é tão importante quanto o resultado final. Celebre as pequenas conquistas e agradeça os aprendizados da jornada**. *O sucesso é treinável* e ele é para *você também*!

NÃO IMPORTA O QUE ACONTECEU, MAS TUDO VAI PASSAR. QUANDO FINALMENTE INTERNALIZAR ISSO, VOCÊ SERÁ MAIS FORTE.

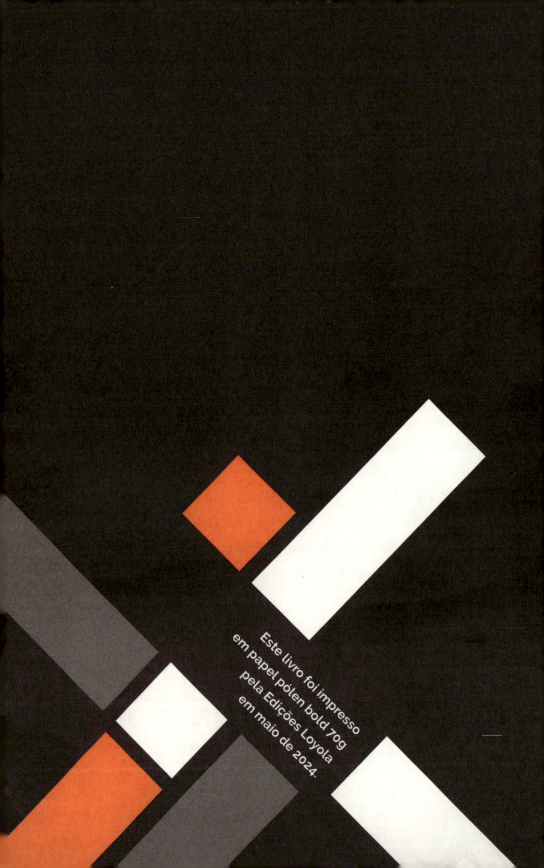
Este livro foi impresso em papel pólen bold 70g pela Edições Loyola em maio de 2024.